肾脏病学新进展

主编：C. Ronco   Vol. 194

连续性肾脏替代治疗40年

40 Years of Continuous Renal Replacement Therapy

主　编　R. Bellomo　J. A. Kellum　G. La Manna　C. Ronco
主　译　蒋红利
副主译　陈　蕾　刘　华
译　者　（以姓氏汉语拼音为序）

陈　蕾（西安交通大学第一附属医院）　　　孙凌霜（西安交通大学第一附属医院）

党喜龙（西安交通大学第一附属医院）　　　王　萌（西安交通大学第一附属医院）

付荣国（西安交通大学第二附属医院）　　　魏　萌（西安交通大学第一附属医院）

高菊林（西安交通大学第一附属医院）　　　许　超（西安交通大学第一附属医院）

何　荃（西安交通大学第一附属医院）　　　薛瑾虹（西安交通大学第一附属医院）

蒋红利（西安交通大学第一附属医院）　　　严森辉（西安交通大学第一附属医院）

刘　华（西安交通大学第一附属医院）　　　张　春（西安交通大学第一附属医院）

马红叶（西安交通大学第一附属医院）　　　张　欢（西安交通大学第一附属医院）

史珂慧（西安交通大学第一附属医院）　　　张　凌（四川大学华西医院）

人民卫生出版社

·北　京·

Chinese Edition of 40 Years of Continuous Renal Replacement Therapy.Contributions to Nephrology, Vol.194
©Copyright 2018 by S.Karger AG, Allschwilerstrasse 10, CH-4055 Basel, Switzerland
This book has been translated from the original by Jiang Hongli, et al.
S.Karger AG, Basel cannot be held responsible for any errors or inaccuracies that may have occurred during translation.
THIS BOOK IS COPYRIGHT-PROTECTED.PLEASE NOTE THAT ANY DISTRIBUTION IN WHOLE OR IN PART REQUIRES WRITTEN CONSENT FROM S.KARGER AG, BASEL.

图书在版编目（CIP）数据

连续性肾脏替代治疗 40 年 /（澳）里纳尔多·贝洛莫
（Rinaldo Bellomo）主编；蒋红利主译 . —北京：人
民卫生出版社，2020.7 （2021.1 重印）
ISBN 978-7-117-30184-8

Ⅰ. ①连… Ⅱ. ①里…②蒋… Ⅲ. ①肾疾病 —血液
透析 Ⅳ. ①R692.05

中国版本图书馆 CIP 数据核字（2020）第 116055 号

| 人卫智网 | www.ipmph.com | 医学教育、学术、考试、健康，购书智慧智能综合服务平台 |
| 人卫官网 | www.pmph.com | 人卫官方资讯发布平台 |

图字号：01-2019-2566

连续性肾脏替代治疗 40 年
Lianxuxing Shenzang Tidai Zhiliao 40 Nian

主　　译：蒋红利
出版发行：人民卫生出版社（中继线 010-59780011）
地　　址：北京市朝阳区潘家园南里 19 号
邮　　编：100021
E - mail：pmph @ pmph.com
购书热线：010-59787592　010-59787584　010-65264830
印　　刷：北京盛通印刷股份有限公司
经　　销：新华书店
开　　本：787×1092　1/16　印张：8
字　　数：195 千字
版　　次：2020 年 7 月第 1 版
印　　次：2021 年 1 月第 2 次印刷
标准书号：ISBN 978-7-117-30184-8
定　　价：120.00 元
打击盗版举报电话：010-59787491　E-mail：WQ @ pmph.com
质量问题联系电话：010-59787234　E-mail：zhiliang @ pmph.com

译者序

　　1977 年,连续性肾脏替代治疗(continuous renal replacement therapy,CRRT)首次应用于急性肾衰竭患者;至 20 世纪 80 年代中期,这项技术被扩展应用于婴儿及儿童。自问世以来,CRRT 历经 40 余年的壮丽发展,已从单一的肾功能替代治疗发展为危重症患者提供多器官功能支持的高精密治疗平台,极大地改善了此类患者的预后。

　　目前,CRRT 新型生物材料和新设备不断涌现,新的研究领域呼之欲出,CRRT 成为肾脏病学领域越来越耀眼的明星。然而,关于 CRRT 治疗实践仍有诸多未解之谜,诸如理想启动时机、治疗剂量、停机指征、质量控制等问题,亟待该领域专家厘清。因此,在 CRRT 发展 40 年之际,国际权威 CRRT 治疗专家 Claudio Ronco 领衔,带领来自 10 余个国家的 CRRT 领军人物,共同撰写了 *40 Years of Continuous Renal Replacement Therapy*(《连续性肾脏替代治疗 40 年》)一书,回顾了 CRRT 40 年来的发展历程,高屋建瓴地梳理了 CRRT 抗凝方案、血管通路、剂量设定及交付、治疗模式、液体管理、新型机器和材料、适应证和并发症、启动时机和停机指征、质量控制等方面的演进历程及最新进展,充分阐明了"精准 CRRT"的概念内涵及支撑体系,还介绍了 CRRT 在儿科领域、多器官支持领域的前沿进展及未来发展方向。

　　这本凝聚了国际多位名家智慧的书籍,是至今为止对 CRRT 发展历程、临床实践及未来发展方向的最高水平总结,对于指导广大肾脏病学及危重症病学医务工作人员的 CRRT 治疗实战工作有着非常重要的意义。但是,由于语言的障碍,国内许多医务工作人员尤其是基层医务工作人员在接受这些知识时存在一定的困难,我们热切地盼望将这些知识准确、及时地传播到国内该领域医务人员手中,因此,我们集合西安交通大学 CRRT 团队的精英力量,并邀请了在国内 CRRT 治疗领域具有较深造诣的四川大学华西医院张凌教授共同完成了本书的翻译工作。我们真诚地希望,本书的翻译出版能够为提高我国 CRRT 治疗及研究水平、推动我国 CRRT 事业的跨越式发展贡献一份力量。

蒋红利

2020 年 5 月

原著前言

　　1977年,Peter Kramer在哥廷根首次为患者成功实施了连续性动脉-静脉血液滤过治疗,这一划时代的创举意味着那些不适宜或禁忌接受血液透析和腹膜透析的患者拥有了真正意义上的替代选择——连续性肾脏替代治疗(continuous renal replacement therapy,CRRT)。40年过去,CRRT得到了长足的发展。再回首,我们可将这段历史概括为"4个十年":第一个十年开启了这一治疗手段的探索与发展;第二个十年诞生了"危重症肾脏病学"这一新生专业;第三个十年研发了专用于CRRT的新型设备和机器;最后一个十年推动了多领域专家对该疗法应用于多器官支持和脓毒症救治的认识与交流。这其中的许多进展都得益于急性疾病质量倡议(Acute Disease Quality Initiative group,ADQI)小组的共识会议。经过长达40年的发展、研究和实践,我们拥有了新的机器和新的技术。我们认为,40年后的今天是一个很好的时机来评估CRRT及其在急性肾损伤危重症患者中的应用价值,并以此纪念危重症肾脏病学发展的关键时刻。由于Karger出版社欣然接受出版并提供了细致严谨的帮助,我们决定把这本40周年纪念书籍纳入 Contributions to Nephrology(《肾脏病学新进展》)系列丛书。本书集世界各地杰出CRRT专家之大成,不仅可作为培养新一代肾病学者及危重病学者的重要工具,还为CRRT用户提供了最新的技术信息、临床证据,以及在40年发展历史中贡献卓著的权威专家观点。

Claudio Ronco,Vicenza
Rinaldo Bellomo,Melbourne,VI
John A.Kellum,Pittsburgh,PA
Gaetano La Manna,Bologna
2017年

目 录

第 1 章　连续性肾脏替代治疗的技术发展：不断提高的 40 年

Claudio Ronco

Department of Nephrology, Dialysis and Transplantation, International Renal Research Institute of Vicenza (IRRIV), St.Bortolo Hospital, Vicenza, Italy

摘要

　　1977 年，连续性动脉 - 静脉血液滤过（continuous arterio-venous hemofiltration, CAVH）作为一种替代疗法应用于临床上或技术上无法行腹膜透析或血液透析的急性肾功能衰竭患者。至 20 世纪 80 年代中期，这项技术被扩展应用于婴儿及儿童。CAVH 在维持血流动力学稳定、控制循环容量、营养支持等方面具有显著优势，但同时也存在明显的局限性，如需动脉穿刺、溶质清除力有限等。这些问题随着连续性动脉 - 静脉血液透析滤过和连续性动脉 - 静脉血液透析的出现得以解决：它们可根据需要将逆流透析液流量提高至 1.5 或 2L/h，或利用双腔中心静脉导管置入实现静脉 - 静脉治疗模式，从而满足尿毒症毒素的清除要求。由此，连续性静脉 - 静脉血液滤过以其更强的性能及安全性取代了 CAVH。人们基于最初的技术设计出专业的机器来提供安全、可靠的治疗。这些新机器历经了一系列技术改良，逐步成为现今使用的高精密设备。自问世以来，连续性肾脏替代治疗已取得巨大进展，特别是高容量血液滤过和高渗透血液滤过实验已取得成功，吸附剂的附加和联合使用也已测试成功。近年来，人们对急性肾损伤病理生理的理解以及相关治疗技术亦取得了一定进展。如今，新型生物材料和设备层出不穷，新兴研究领域呼之欲出。但我们必须客观地看到，在巨大的进步背后，仍有许多工作要做。危重症肾脏病学有望在不久的将来得到进一步发展，尤其在信息和通信技术领域、大数据和大型数据库注册中心的利用、生物反馈、辅助处方和治疗实施等领域的突破，将使其在改善危重症患者的发病率和死亡率方面具有极大潜力。

引言

　　急性肾损伤（acute kidney injury, AKI）是一种常见于重症监护患者的重要综合征，具有发病率高、死亡率高的特点。解决这一临床问题需要不断研发充足的技术手段,从而实现安全可靠的治疗。因此,在过去的 40 年里,急性肾脏替代治疗(renal replacement therapy,RRT)和相关技术经历了重大的发展,使得危重症肾脏病学成为重症医学的一个新兴亚专科[1,2]。在这里,我们将简要介绍连续性肾脏替代治疗(continuous RRT,CRRT)过去 40 年的发展。

连续性动脉 - 静脉血液滤过时代

连续性动脉 - 静脉血液滤过(continuous arterio-venous hemofiltration,CAVH)于 1977 年被首次提出,并立即作为一种替代疗法应用于临床上或技术上不能行腹膜透析或血液透析的 AKI 患者[3],从而开启了重症监护中心体外治疗的大门,并在随后的数年里经历了蓬勃的发展。20 世纪 80 年代中期,CAVH 技术被扩展应用于婴儿和儿童,新设计的血液滤过器使这项技术甚至可以用于新生儿[4]。与间断的血液透析相比,CAVH 具有血流动力学稳定、可缓慢并连续地清除容量及溶质等主要优点,可降低流量阻力的特殊滤器被用来提高动脉 - 静脉模式下的治疗性能。然而,尽管在过滤器和膜的设计方面进行了技术改进,CAVH 仍然存在超滤和溶质清除能力有限以及需承受动脉插管风险等缺点。

弥散的增加与血液透析滤过的产生

新型过滤器在设计上了取得重大进展,此种过滤器同时具有透析液 / 滤过液室 2 个端口,允许透析液循环逆流入血液并由此获得了额外的弥散性溶质清除。这种技术改进分别被命名为连续性动脉 - 静脉血液透析滤过或连续性动脉 - 静脉血液透析[5]。随着连续性动脉 - 静脉血液透析和连续性动脉 - 静脉血液透析滤过时代的到来,无论患者的体重或分解代谢状态如何,只要根据需要将逆流透析液流速增加到 1.5 或 2L/h,即可使尿毒症毒素清除变得容易。

超滤和液体平衡控制

起初,超滤是手动控制的,人们将超滤液(ultrafiltrate,UF)收集袋放置于滤器的不同高度来调节跨膜压。另一方案是使用手动调节夹,由超滤柱产生的负压来调节最终的跨膜压。随后,在某些情况下手动控制系统被一种称为 Equaline 的自动液体平衡系统所代替[6]。这个系统利用 2 个重力传感器测量 UF 和 SF,并通过一个智能夹具提供足够的 SF 流量,以实现所需的液体平衡。

静脉 - 静脉泵技术简介

动脉 - 静脉治疗之所以简单是因为它们不需要血泵驱动,但动脉穿刺相关的并发症发病率却非常高。鉴于此,采用双腔中心静脉导管作为血管通路的静脉 - 静脉技术被认为是更好且更安全的。因此连续性静脉 - 静脉血液滤过或连续性静脉 - 静脉血液透析滤过在几年内就取代了 CAVH。这一进展得益于血泵的使用、校准的超滤控制系统和双腔静脉导管。这些治疗方法在 20 世纪 80 年代末得到了广泛应用,它们利用高血流量(150ml/min 或更高)及更大的膜表面积(0.8m² 或更大)使尿毒症毒素得以很好地清除。为了方便护理,超滤很快就被具有合理精度的设备所控制。因此,在临床上可以通过超滤和回输的充分调节来达到预期的治疗目标。然而这个时代的特点是,单纯利用其他领域的技术(如维持性血液透析),

将多个装置(血泵、超滤泵、置换液泵、抗凝等)与患者连接,缺乏系统性和连贯性的组合策略。尽管在效率方面得到了很大提高,治疗效果也优于以前的任何技术,但因其无法实现不同设备间通讯和同步操作,从而导致了潜在的错误和治疗失败。

从改良型技术到专用设备

20 世纪 80 年代后期,人们针对 CRRT 设计了专门的机器,从而开启了危重症患者的 RRT 新时代[7,8]。治疗开始变得标准化,并且有明确的指征。对更简便易行的 CRRT 和治疗监测的特殊需求促进了第一代具有多个泵和多种功能的 CRRT 集成设备的发展。"Prisma"机器是第一批专为重症监护中的急性 RRT 设计的集成式 CRRT 机器之一。其预装配管路和自动启动功能提高了安全性和性能,使得 CRRT 几乎可用于所有重症监护病房。

对新需求的技术响应

当体外治疗或多或少已成为重症监护的一种常规治疗后,研究人员开展了新的研究,以确定在 CRRT 中提供准确治疗的重要性及最小治疗量(剂量),从而优化结果、改善预后[9]。设备厂商识别了性能和安全性方面的新需求后,通过技术改进实现了更高的效率和更大的交换量,并采用了更为友好的用户界面,从而产生了功能先进、性能更高且易于操作的新一代机器[10]。

CRRT 技术的发展

目前,多种技术可以用于肾脏和其他器官功能障碍的危重症患者治疗。有趣的是 AKI "充足"剂量透析的定义和治疗脓毒症的不同[9-15]。最初认为 35ml/(kg·h)可以最大限度地提高患者存活率,而更高剂量并不能为普通人群带来额外获益[9]。随后的研究证明低剂量治疗危重症患者同样安全和有效,尽管有效性往往因为处方不同而有显著差异[11-20]。第二个概念介绍了为急性肾衰竭和脓毒症患者进行高容量血液滤过的基本原理[21-27]。高容量血液滤过或配对血浆滤过吸附被认为是一种有效治疗脓毒症的免疫调节疗法。由于脓毒症和全身炎症反应综合征以协同、冗杂、自催化及自增强的细胞因子网络为特征,所以不能通过简单阻断或消除某些特定介质来控制这种非线性系统。因此,在"峰浓度"假说的基础上,通过高容量血液滤过和配对血浆滤过吸附对广泛的炎症介质进行非特异性清除可能是有益的[24-27]。

从肾脏替代到多器官支持治疗

CRRT 的不同模式对一般人群住院时间和肾功能恢复的影响仍在评估中,因为每项研究中的病例组合都在变化,治疗的人群也并非同质。尽管采用精准 CRRT(个性化处方)优化单个患者的治疗结果已成为共识(即便某一特定技术用于普通人群的获益并不明确),这一领域仍需进一步研究。充分的技术支持是实现所有这些期望的必要条件,新一代的机器和设备已与提高效率、准确性、安全性、性能和成本/效益比的要求相适应。目前,几乎所有的 CRRT 治疗都能以一种安全、充分和灵活的方式进行,这主要归功于专门为危重症患者设计的机器。这一进展是多器官支持疗法可能用于危重症患者治疗的重要支点。通过这种方式,CRRT 机器成为采用特定的生物材料和装置进行体外循环的多器官支持治疗平台[28]。

最后,我们不得不提到吸附剂的使用,特别是用于吸附内毒素和相关物质的吸附器。这一领域目前已经有了巨大的发展,我们正在努力收集足够的经验和证据,以建议将这些治疗用于腹腔术后感染性休克的特殊患者[29,30]。

最新一代 CRRT 机器

图 1 为我们展示了当今市场上最新一代的 CRRT 机器,它们代表了过去 40 年研究和开发的演变过程。现在人们已经设计出了能够提供安全、可靠治疗的专用机器。这些新设备配备了方便操作和监控的用户友好界面。这种表面复杂的管路其实仅由一个自加载管路或一个含滤器、血液管路和透析液管路的盒子而组成。机器能够自动预充,前稀释或后稀释(在滤器前或滤器后回输置换液)可简单地通过改变回输管路的位置来实现。这些新机器对用以交换的或以逆流透析液循环的液体流量及液体总量进行程序控制,从而满足所有 CRRT 技术的实现要求。

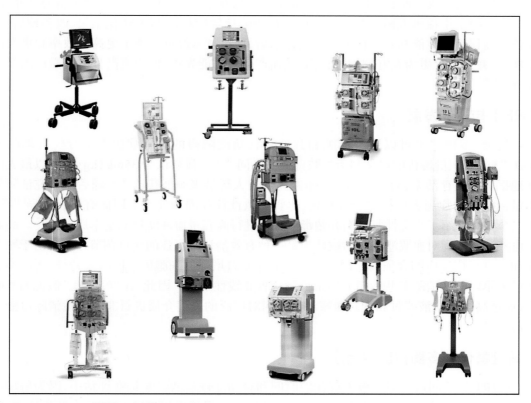

图 1　目前市场上最新一代的 CRRT 机器

CRRT 技术需求的创新与共识

2016 年 6 月 10 日至 13 日在 Asiago 举行的"第 17 届急性疾病质量倡议共识大会",为 CRRT 技术最需要的创新和最重要的发展奠定了基础[31]。

该会议首先呼吁采取行动,邀请 CRRT 技术领域所有专家和制造商使用标准化术语[32-34]。

这被认为是形成常识和在同质环境中发展的基本起点。

共识小组关注未来技术需求和预期进展,指出新设备和膜的理想特性,以及在患者护理及决策过程中信息技术整合的重要性。会议根据现有的证据得出了一些结论,并基于专家意见及未来研究议程提出了一些声明[35]。

CRRT 技术通过支持 CRRT 处方调节和实施参与到 AKI 管理的各个层面,有助于改善临床实践和患者预后(图 2)。

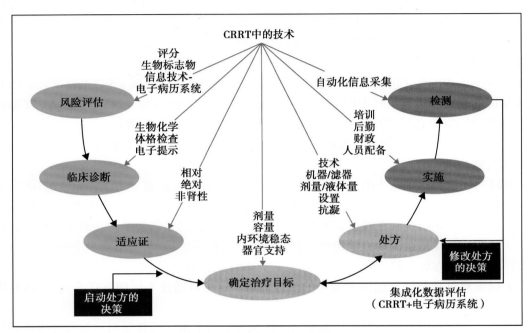

图 2　技术对 CRRT 处方制订和实施的影响。(授权转载自 www.adqi.org[39])

AKI 管理是从检测到治疗的连续过程,必须包括治疗处方和实施的持续再评估。因此,建议使用现代信息技术工具来改善临床实践及患者护理。患者评估和治疗目标识别的过程应符合患者需要和促进预期生理指标的“精准”(个性化)处方制订。功能(器官)和需求(代谢)之间的差距正在成为个性化治疗的要素。在动态的处方调整过程中(经常根据实际实施结果进行调整),应至少每 6 小时进行一次全面的治疗再评估,同时使用专用设备(CRRT 机器)来实施特定的治疗,避免使用改良性技术。在制订 CRRT 处方时,应综合考虑实用性、培训、环境和人员配备问题,因地制宜地开具处方。目前,人们已经开发了相应的技术工具以监测目标完成情况并提出处方修改建议。手动、授权及自动反馈技术现在已用于普通透析机,未来应进一步在 CRRT 机器中提升及推广。通过信息技术集成患者和机器信号、电子病历系统(electronic medical record,EMR)互联及数据收集系统成为迫切需求,用以支持实效性临床试验并形成可供分析的大数据注册(系统)。这些数据可用于以QA 和 CQI 为目的的本中心、本地区甚至跨国数据收集研究。

为了提高生物相容性、降低血栓形成、改善筛选和吸附性能,人们在新型膜上进行了不同的表面和结构修饰。膜表面功能化也在不断尝试中,维生素 E 结合膜便是其中一例。这

种膜将 α- 生育酚与聚砜膜共价结合，通过减少氧化剂的产生和降低氧化应激反应来预防或治疗缺血再灌注损伤、改善脓毒症的炎症反应[36]。这些膜材料都应在未来进行更深入的研究。

危重症患者的性质要求对 CRRT 进行持续控制、严格遵守处方及最大限度地提高患者的耐受性。相关治疗应避免生理学参数的突然和急剧变化，并对液体、电解质及代谢失衡进行缓慢而精确的校正。为了防止并发症，目前普通透析中应用的在线监控系统可连续监测各种血流动力学和生化参数。由于短时间歇性透析技术的治疗效率高，其"非生理学"的风险更大，故这样的在线监控系统极为有用。这类系统的开发基于如下 3 步分析：①每个患者都是不同的（需要精准的 CRRT 和个性化的处方）；②治疗过程中患者的病情在不断变化（这要求处方也需随时间动态调整），已经尝试使用预设超滤和透析液组合来解决该问题，但这并不是基于患者的实际情况，而是对患者的需求和治疗预后视而不见；③以描述实际临床和技术情况的患者和机器信号来推动治疗的实施和处方的再评估（如今，利用多输入 / 多输出控制器和执行器构成"智能"生物反馈的基础，从而使这一切成为可能）。

在 CRRT 中，患者和机器数据收集也应接入电子病历系统，以便数据能立即用来实现以下具体目标：

- 随时间推移达到适当的超滤率及超滤曲线，在保证最大血流动力学稳定性的同时，优化液体平衡（最小化与处方量的偏差）和心血管对液体清除的反应。为实现上述目标，需整合生物阻抗和在线血细胞比容测量以明确患者的整体液量状态和实际循环血容量变化。保持血流动力学稳定性和 CRRT 机器的平稳运行，尽量减少中断，将更有效地实现处方规定的治疗。
- 提供充足且与处方值偏差最小的治疗剂量。这可以通过不同的方式实现，具体取决于硬件和软件集成。
- 利用生物反馈驱动的温度控制来实现热量和能量平衡。这种反馈可被设定为达到特定的能量平衡（kJ/h），或者根据血液和透析管路上的温度传感器信号调整透析液或置换液的温度，从而实现目标温度控制。值得一提的是，当体外循环管路暴露在室温下时，会有大量的热量损失。
- 管路压力控制。这种自动反馈可以根据管路内测量的压力变化提供最佳的血流调整方案。通路功能不良是治疗不当的一个常见的原因，这种自动反馈将有助于临床医生处理通路功能不良并提供早期预警。
- 酸碱和电解质控制可通过透析液和置换液浓度的变化或溶液流速的变化引起在线化学传感器和执行器的生化反馈来实现。

强烈建议使用当前可用的测量设备，并开发新的"传感器"用于 CRRT 期间的持续监测。这些设备应该简单、无创、价格低廉、可与机器及外部 EMR 集成、可与自动执行器相连、低成本，如直接与血液接触，则应无菌且生物相容好。

CRRT 的连接

在治疗过程中，患者和机器持续产生的数据都必须得到有效收集。自动将患者数据输入 EMR 对于临床治疗很重要，而 CRRT 机器收集的数据对技术发展和临床治疗均至关重要。

机器连接可通过多种工具实现。机器和患者芯片卡可用于从前终端（CRRT 机器）提取单一治疗的数据。电缆或无线连接可允许从单台或多台机器下载技术参数和临床数据来分析单个治疗的数据及多个治疗的趋势或统计。基于云计算的连接可以帮助临床医生生成虚拟注册表并且分析单个治疗情况，也可从绝对层面及与其他单位比较的相对层面分析某中心的治疗情况。这可能会给临床医生带来重要反馈，使其严格控制异常值，或在反复出现不满意结果时调整政策和程序。

EMRs 中收集和存储的数据可以通过专门设计的电子嗅探器进行快速评估和管理，从而提醒临床医生 CRRT 的危险趋势或不良影响。系统可将问题的解决方案列为建议，甚至可以自动反馈到泵和 CRRT 机器等设备中。这种反馈可能需要由护士／医生手动进行必要的更改，或者授权系统提出的操作更改，亦可自动运行。

应用于新生儿和幼儿的特殊技术

20 世纪 80 年代初，儿科 CRRT 领域对特殊技术的需求应运而生[37]。随着技术的发展，最近一种名为"心 - 肾儿科急诊透析机"（cardio-renal pediatric dialysis emergency machine，CARPEDIEM）的小型化 CRRT 机被用于新生儿和幼儿 AKI 患者（图 3）[4,38]。人们普遍认为，应对此类具有特殊特征和需求的少数患者使用特定的技术。

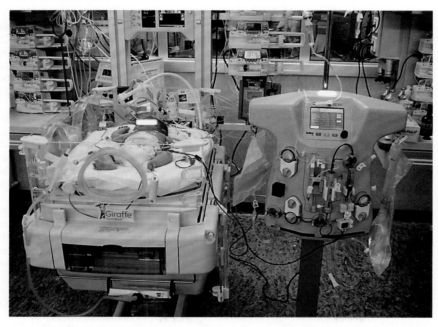

图 3　用于新生儿和幼儿 CRRT 治疗的新型心 - 肾儿科急诊透析机（CARPEDIEM）

结语

在过去的 40 年，CRRT 被广泛用于危重症患者 AKI 的管理，它很大程度上受益于机器设计的进步和新型、复杂化模式的应用，极大地扩展了重症监护病房的体外治疗领域。与此同时，AKI 患者的治疗已经从单一的肾脏功能替代治疗发展到患者整体支持治疗（多器官支持疗法），整合了多项辅助多器官功能障碍管理的技术。这种综合治疗必须得到信息技术的支持，在其辅助下进行数据收集和整合、个性化的处方实施及结果评价。这些技术将为精准 CRRT 的处方制订和实施奠定基础，并将有助于改善患者的治疗。

　　CRRT 自诞生以来已经取得了巨大的发展。人们在相关技术及对 AKI 的理解方面都取得了长足进步。新型生物材料和新设备已得到应用，新的研究领域呼之欲出。重症肾脏病学和 CRRT 技术的发展历程是壮丽的，未来必将有更进一步的飞跃。在这一过程中，我们应始终以提高患者治疗效果、改善临床预后为 CRRT 的最终目标[40-45]。

（史珂慧　译，陈蕾　校）

参考文献

1　Ronco C: Critical care nephrology: the journey has begun. Int J Artif Organs 2004;27: 349–351.

2　Ricci Z, Ronco C: Technical advances in renal replacement therapy. Semin Dial 2011;24: 138–141.

3　Lauer A, Saccaggi A, Ronco C, Belledonne M, Glabman S, Bosch JP: Continuous arteriovenous hemofiltration in the critically ill patient. Clinical use and operational characteristics. Ann Intern Med 1983;99:455–460.

4　Ronco C, Garzotto F, Ricci Z: CA.R.PE. DI.E.M. (Cardio-Renal Pediatric Dialysis Emergency Machine): evolution of continuous renal replacement therapies in infants. A personal journey. Pediatr Nephrol 2012;27: 1203–1211.

5　Ronco C: Arterio-venous hemodiafiltration (A-V HDF): a possible way to increase urea removal during C.A.V.H. Int J Artif Organs 1985;8:61–62.

6　Ronco C, Fabris A, Feriani M, et al: Technical and clinical evaluation of a new system for ultrafiltration control during hemodialysis. ASAIO Trans 1988;34:613–616.

7　Ricci Z, Bonello M, Salvatori G, Ratanarat R, Brendolan A, Dan M, et al: Continuous renal replacement technology: from adaptive devices to flexible multipurpose machines. Crit Care Resusc 2004;6:180–187.

8　Ronco C, Bellomo R: The evolving technology for continuous renal replacement therapy from current standards to high volume hemofiltration. Curr Opin Crit Care 1997;3: 426–433.

9　Ronco C, Bellomo R, Homel P, Brendolan A, Dan M, Piccinni P, La Greca G: Effects of different doses in continuous veno-venous haemofiltration on outcomes of acute renal failure: a prospective randomised trial. Lancet 2000;356:26–30.

10　Ricci Z, Salvatori G, Bonello M, et al: A new machine for continuous renal replacement

therapy: from development to clinical testing. Expert Rev Med Devices 2005;2:47–55.

11　Garzotto F, Ostermann M, Martín-Langerwerf D, Sánchez-Sánchez M, Teng J, Robert R, Marinho A, Herrera-Gutierrez ME, Mao HJ, Benavente D, Kipnis E, Lorenzin A, Marcelli D, Tetta C, Ronco C; DoReMIFA Study Group: The dose response multicentre investigation on fluid assessment (DoReMIFA) in critically ill patients. Crit Care 2016;20:196.

12　Lorenzin A, Garzotto F, Alghisi A, Neri M, Galeano D, Aresu S, Pani A, Vidal E, Ricci Z, Murer L, Goldstein SL, Ronco C: CVVHD treatment with CARPEDIEM: small solute clearance at different blood and dialysate flows with three different surface area filter configurations. Pediatr Nephrol 2016;31: 1659–1665.

13　Villa G, Ricci Z, Romagnoli S, Ronco C: Multidimensional approach to adequacy of renal replacement therapy in acute kidney injury; in Ding X, Ronco C (eds): Acute Kidney Injury From Diagnosis to Care. Contrib Nephrol. Basel, Karger, 2016, vol 187, pp 94–105.

14　Nalesso F, Giuliani A, Basso F, Brendolan A, Ronco C: [Timing and dose in renal replacement therapy]. Cir Cir 2013;81:177–180.

15　Ricci Z, Ronco C: Renal replacement therapy in the critically ill: getting it right. Curr Opin Crit Care 2012;18:607–612.

16　Ricci Z, Ronco C: Timing, dose and mode of dialysis in acute kidney injury. Curr Opin Crit Care 2011;17:556–561.

17　Vesconi S, Cruz DN, Fumagalli R, Kindgen-Milles D, Monti G, Marinho A, Mariano F, Formica M, Marchesi M, René R, Livigni S, Ronco C; Dose Response Multicentre International Collaborative Initiative (DO-RE-MI Study Group): Delivered dose of renal replacement therapy and mortality in critically ill patients with acute kidney injury. Crit Care 2009;13:R57.

18　Ronco C, Cruz D, Oudemans van Straaten H, Honore P, House A, Bin D, Gibney N: Dialysis dose in acute kidney injury: no time for therapeutic nihilism – a critical appraisal of the acute renal failure trial network study. Crit Care 2008;12:308.

19　Ricci Z, Bellomo R, Ronco C: Dose of dialysis in acute renal failure. Clin J Am Soc Nephrol 2006;1:380–388.

20　Monti G, Herrera M, Kindgen-Milles D, Marinho A, Cruz D, Mariano F, Gigliola G, Moretti E, Alessandri E, Robert R, Ronco C: The dose response multicentre international collaborative initiative (DO-RE-MI); in Ronco C, Bellomo R, Kellum JA (eds): Acute Kidney Injury. Contrib Nephrol. Basel, Karger, 2007, vol 156, pp 434–443.

21　Reiter K, Bellomo R, Ronco C, Kellum JA: Pro/con clinical debate: is high-volume hemofiltration beneficial in the treatment of septic shock? Crit Care 2002;6:18–21.

22　Ronco C, Bonello M, Bordoni V, Ricci Z, D'Intini V, Bellomo R, Levin NW: Extracorporeal therapies in non-renal disease: treatment of sepsis and the peak concentration hypothesis. Blood Purif 2004;22:164–174.

23　Piccinni P, Dan M, Barbacini S, Carraro R, Lieta E, Marafon S, Zamperetti N, Brendolan A, D'Intini V, Tetta C, et al: Early isovolaemic haemofiltration in oliguric patients with septic shock. Intensive Care Med 2006;32: 80–86.

24　Reiter K, D'Intini V, Bordoni V, Baldwin I, Bellomo R, Tetta C, Brendolan A, Ronco C: High-volume hemofiltration in sepsis. Nephron 2002;92:251–258.

25　Ronco C, Tetta C, Mariano F, Wratten ML, Bonello M, Bordoni V, Cardona X, Inguaggiato P, Pilotto L, d'Intini V, Bellomo R: Interpreting the mechanisms of continuous renal replacement therapy in sepsis: the peak concentration hypothesis. Artif Organs 2003; 27:792–801.

26　Mariano F, Fonsato V, Lanfranco G, Pohlmeier R, Ronco C, Triolo G, Camussi G, Tetta C, Passlick-Deetjen J: Tailoring high-cutoff membranes and feasible application in sepsis-associated acute renal failure: in vitro studies. Nephrol Dial Transplant 2005;20:1116–1126.

27　Ronco C, Brendolan A, D'Intini V, Ricci Z, Wratten ML, Bellomo R: Coupled plasma filtration adsorption: rationale, technical development and early clinical experience. Blood Purif 2003;21:409–416.

28　Ronco C, Bellomo R: Acute renal failure and multiple organ dysfunction in the ICU: from renal replacement therapy (RRT) to multiple organ support therapy (MOST). Int J Artif Organs 2002;25:733–747.

29　Ronco C: The place of early haemoperfusion with polymyxin B fibre column in the treatment of sepsis. Crit Care 2005;9:631–633.

30　Cruz DN, de Cal M, Piccinni P, Ronco C: Polymyxin-B hemoperfusion and endotoxin removal: lessons from a review of the literature; in Ronco C, Piccinni P, Rosner MH (eds): Endotoxemia and Endotoxin Shock. Contrib Nephrol. Basel, Karger, 2010, vol 167, pp 77–82.

31　Kellum JA, Ronco C: The 17th acute disease quality initiative international consensus conference: introducing precision renal replacement therapy. Blood Purif 2016;42:221–223.

32　Neri M, Villa G, Garzotto F, Bagshaw S, Bellomo R, Cerda J, et al: Nomenclature for renal replacement therapy in acute kidney injury: basic principles. Crit Care 2016;20:318.

33　Villa G, Neri M, Bellomo R, Cerda J, De Gaudio AR, De Rosa S, Garzotto F, Honore PM, Kellum J, Lorenzin A, Payen D, Ricci Z, Samoni S, Vincent JL, Wendon J, Zaccaria M, Ronco C; Nomenclature Standardization Initiative (NSI) Alliance: Nomenclature for renal replacement therapy and blood purification techniques in critically ill patients: practical applications. Crit Care 2016;20:283.

34　Ronco C: The Charta of Vicenza. Blood Purif 2015;40:1–5.

35　Ronco C, La Manna G: Current Perspectives in Kidney Diseases. Blood Purif 2017;44:311–313.

36　Yamashita A, Masaki H, Kobayashi E, Sukegawa T: Evaluation of solute penetration across the polysulfone membrane with vitamin E coating. Hemodial Int 2015;19(suppl 3):S20–S25.

37　Ronco C, Brendolan A, Bragantini L, et al: Treatment of acute renal failure in newborns by continuous arterio-venous hemofiltration. Kidney Int 1986;29:908–915.

38　Ronco C, Garzotto F, Brendolan A, Zanella M, Bellettato M, Vedovato S, Chiarenza F, Ricci Z, Goldstein SL: Continuous renal replacement therapy in neonates and small infants: development and first-in-human use of a miniaturised machine (CARPEDIEM). Lancet 2014;383:1807–1813.

39　Cerdá J, Baldwin I, Honore PM, Villa G, Kellum JA, Ronco C; ADQI Consensus Group: Role of technology for the management of AKI in critically ill patients: from adoptive technology to precision continuous renal replacement therapy. Blood Purif 2016;42:248–265.

40　Cianciolo G, Colí L, La Manna G, Donati G, D'Addio F, Comai G, Ricci D, Dormi A, Wratten M, Feliciangeli G, Stefoni S: Is beta2-microglobulin-related amyloidosis of hemo-

dialysis patients a multifactorial disease? A
new pathogenetic approach. Int J Artif Or-
gans 2007;30:864–878.

41 Colì L, Donati G, Cappuccilli ML, Cianciolo
G, Comai G, Cuna V, Carretta E, La Manna
G, Stefoni S: Role of the hemodialysis vascu-
lar access type in inflammation status and
monocyte activation. Int J Artif Organs 2011;
34:481–488.

42 La Manna G, Ghinatti G, Tazzari PL, Alviano
F, Ricci F, Capelli I, Cuna V, Todeschini P,
Brunocilla E, Pagliaro P, Bonsi L, Stefoni S:
Neutrophil gelatinase-associated lipocalin
increases HLA-G(+)/FoxP3(+) T-regulatory
cell population in an in vitro model of
PBMC. PLoS One 2014;9:e89497.

43 Camussi G, Ronco C, Montrucchio G, Piccoli

G: Role of soluble mediators in sepsis and
renal failure. Kidney Int Suppl 1998;66:S38–
S42.

44 Uchino S, Bellomo R, Morimatsu H, Morgera
S, Schetz M, Tan I, Bouman C, Macedo E,
Gibney N, Tolwani A, Straaten HO, Ronco C,
Kellum JA: Discontinuation of continuous
renal replacement therapy: a post hoc analy-
sis of a prospective multicenter observational
study. Crit Care Med 2009;37:2576–2582.

45 Cruz DN, Perazella MA, Bellomo R, Corradi
V, de Cal M, Kuang D, Ocampo C, Nalesso F,
Ronco C: Extracorporeal blood purification
therapies for prevention of radiocontrast-in-
duced nephropathy: a systematic review. Am
J Kidney Dis 2006;48:361–371.

Claudio Ronco，MD
Department of Nephrology Dialysis and Transplantation International Renal
Research Institute of Vicenza（IRRIV）St.Bortolo Hospital
Viale Rodolfi 37
IT–36100 Vicenza（Italy）
E-Mail cronco@goldnet.it

第 2 章　血管通路和抗凝进展

Patrick M.Honore [a]·Herbert D.Spapen [b]

[a] Professor of Intensive Care Medicine，Deputy Chairman of ICU Department，Director of ICU Research，Centre Hopitalier Universitaire Brugmann，Brussels，and [b] Professor of Intensive Care Medicine，Director of Research Unit and ICU，ICU Department，Universitair Ziekenhuis Brussel，Vrije Universiteit Brussel，Brussels，Belgium

摘要

连续性肾脏替代治疗（continuous renal replacement therapy，CRRT）是在危重症患者中广泛使用的重要辅助治疗手段。然而，当且仅当血管通路成功建立并正常运行时，CRRT 才能得以成功实施。在这种情况下，适宜的血管通路和安全有效的循环抗凝方法成为关键。右颈内静脉（right internal jugular，RIJ）是首选的手术入路，可由此将导管尖端置入右心房；两侧股静脉均为有价值的替代入路，但需使用更长的导管以避免再循环，且与 RIJ 相比，其循环血流量较低。导管的位置与细菌定植/感染率及滤器/循环管路寿命无关。另一方面，为了避免滤器早期凝血导致系统"停摆"，充分的抗凝必不可少。长期以来，普通肝素（unfractionated heparin，UFH）一直是抗凝剂的首选。但 UFH 与出血风险增加有关，且需采用高循环血流量。局部枸橼酸抗凝（regional citrate anticoagulation，RCA）使 CRRT 抗凝模式发生了变革。与 UFH 相比，RCA 可安全应用于出血风险增加的患者，并可提高滤器和管路的使用寿命。RCA 需要密切监测其潜在的严重代谢副作用。在这一领域，未来的研究方向包括改进导管技术以及开发新型不易出现严重代谢副作用的枸橼酸盐溶液。

血管通路

血管通路部位及导管定位

　　功能良好的血管通路是避免连续性肾脏替代治疗（continuous renal replacement therapy，CRRT）管路过早失功的必要条件[1-3]。根据泊肃叶定律，导管的流量与导管半径的四次方成正比，与导管长度成反比。因此，理想的导管应是短而粗的（13~14Fr）[1-3]。观察性研究显示，股静脉导管与颈静脉导管相比、左颈静脉导管与右颈静脉导管相比，均存在功能障碍多、寿命短的现象[3]。法国一项大型随机多中心试验虽并未发现颈静脉入路和股静脉入路在导管功能障碍方面的差异[4],然而,当分别对左、右颈静脉导管进行单独分析时,发现股静脉导管的功能障碍明显多于右颈静脉导管,而左颈静脉导管的功能障碍显著高于股静脉导管[4]。基于上述观察和几项大型研究的补充数据[4,5],改善全球肾脏病预后组织(Kidney Diseases Improving Global Outcomes,KDIGO)指南[6]建议将右颈内静脉(right internal jugular,RIJ)作为建立 CRRT 血管通路的首选入路,双侧股静脉仍为有价值的替代入路。指南不推荐选择锁骨下静脉入路,因其增加了导管打折和血管狭窄的风险(图 1)。不言而喻,大口径导管将提供更好的流量。此外,导管尖端应位于大静脉内,以保证更充足的血流量,减少再循环的风险[1-3]。指南推荐使用至少 30cm 长的股静脉导管,因为长度小于 20cm 的导管会导致 3 倍以上的再循环[1-3]。与在上腔静脉置入较短的导管相比,在右心房置入较长的软硅胶短期性透析导管被证明是安全的,能够延长 CRRT 管路的使用寿命,优化每日 CRRT 透析剂量[5,7]。心房内留置软尖端 CRRT 导管并未增加房性心律失常的发生率[5,7]。因此,KDIGO 指南建议将尖端放置在右心房[6]。此外,RIJ 和股静脉通路与滤器寿命(filter lifespan,FLS)的差异无关[4,8]。在置入导管时,静脉的通畅程度以及病人的解剖结构、姿势和活动能力也影响了导管入路的选择。超声引导有利于导管放置,减少穿刺相关并发症[5-7]。

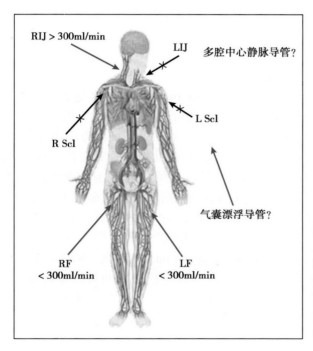

图 1　右颈内静脉(RIJ)是优先选择的入路,因其最为平直,可提供最大血流量(>300ml/min)。股静脉入路是合理的替代选择,右股静脉(RF)和左股静脉(LF)之间无特殊推荐倾向。应避免采用锁骨下静脉(Scl)入路。LIJ,左颈内静脉;R Scl,右锁骨下静脉;L Scl,左锁骨下静脉

导管细菌定植和感染风险

　　基于 20 000 导管天数的因果分析研究显示,RIJ 与股静脉入路在导管相关感染方面无明显差异。按体重指数分层时,在体重指数最高的患者中,股静脉导管细菌定植率较高[8]。

导管功能障碍

血管通路的选择、导管的设计、护理人员确保循环管路正确启动和监测其功能的能力，都是决定循环管路使用寿命的重要因素[9,10]。早期导管功能障碍通常是定位不当（如置入错误的血管、导管尖端位置不当、导管打折）所致，但也可能由狭窄和低血容量引起[9,10]。晚期导管功能障碍最常见的原因是血栓形成[9,10]。通路功能不良将导致循环管路中血流减慢、管路过早凝血[9,10]。左颈内静脉走行较曲折，易引起血流量不足及早期滤器失功[9,10]。锁骨下通路增加了导管打折的风险，该处应留给慢性透析患者放置硅胶导管[1-3]。股静脉导管虽然在紧急复苏时易于留置，但会影响患者的活动能力，增加护理难度[11]。此外，低中心静脉压、高腹腔压力以及过高或极负的胸腔压力都可能导致导管流量下降。

封管

在 CRRT 导管处于非使用状态时，应采用盐水、肝素 / 枸橼酸封管，以防止纤维蛋白黏附[11]。30% 枸橼酸盐溶液可在出血风险最低的情况下保持导管的最佳通畅性。它还能通过抑制导管内生物膜的形成，降低葡萄球菌和念珠菌引发的导管相关败血症的风险[12]。

抗凝

抗凝治疗的模式转变

抗凝是 CRRT 治疗的关键。早期凝血导致的 CRRT 过早失败是令人沮丧的，它降低了治疗效果、增加了临床工作量及治疗费用。几十年来，普通肝素（unfractionated heparin，UFH）一直是标准的 CRRT 抗凝剂。UFH 抗凝的弊端是需要高血流量和增加出血风险，尤其是在手术患者中。90 年代初，随着局部枸橼酸抗凝（regional citrate anticoagulation，RCA）的引入，CRRT 抗凝发生了革命性的变化[13,14]。与 UFH 相比，RCA 明显降低出血风险、延长循环管路及滤器寿命。新型枸橼酸配方和稀释枸橼酸盐溶液的开发[15]进一步促使 RCA 成为重症监护病房的主要抗凝策略。最佳 CRRT 抗凝指南已被纳入常规临床程序[16]，图 2 所示便是其中一例。根据 KDIGO 指南，无论患者是否存在出血风险，RCA 都是 CRRT 抗凝的首选。

RCA 处方

RCA 抗凝时，滤器前枸橼酸浓度应达到 3~5mmol/L，以使滤器后离子钙浓度达到 0.25~0.35mmol/L（0.8~1.3mg/dl）[15]。这对于避免滤器及管路凝血来说是必需的。任何方案中，如需调整枸橼酸处方，除调整其他条件外，还需使其剂量与血流量相匹配。枸橼酸可以单独输注，也可以添加到置换液中。后者是目前最流行的选择，但由于置换液的流量随着超滤（ultrafiltration，UF）量和清除液体量的变化而变化，故不能保证枸橼酸剂量与血流量之间的固定比例关系。例如，当 UF 量减少或预期液体负平衡增加时，枸橼酸的用量随之减少，这可能引起滤器过早凝血，从而缩短滤器寿命。在前稀释液中加入枸橼酸可解决这一问题。

目前，商业枸橼酸配方中枸橼酸三钠的浓度从 0.5% 到 30% 不等。浓度越低，需输注的体积越大（因此需要更多的储存空间），但枸橼酸相关副作用的风险也越低。此外，上述溶液中还含有不同比例的枸橼酸。最终，枸橼酸葡萄糖 -A 液得以应用，其枸橼酸浓度是 0.5% 溶液的 4 倍（74.8 vs 18mmol/L）[15]。等摩尔的不同枸橼酸盐溶液中的钠含量和缓冲电位可能存在差异。对于枸橼酸剂量，推荐选择固定的血流量 / 枸橼酸流量比例，以避免对体外循环

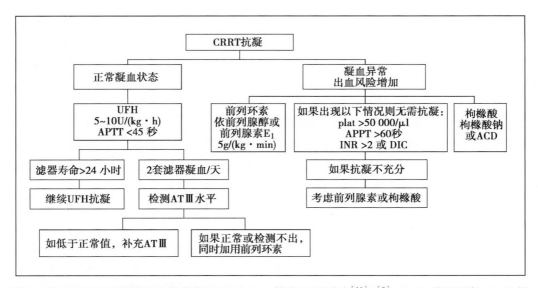

图 2 防止 CRRT 早期凝血的临床路径（经 Gainza 等许可，改编自[16]）[9]。UFH，普通肝素；AT Ⅲ，抗凝血酶Ⅲ；APTT，活化部分凝血活酶时间；INR，国际标准化比值；DIC，弥散性血管内凝血；ACD，抗凝枸橼酸葡萄糖。AT Ⅲ活性在 60% 以上。APTT 在 45 ~ 55 秒之间。前列环素往往与 1/5 剂量的 UFH 联合使用[1 ~ 2U/(kg·h)]

中抗凝作用进行定期监测。如果血流量保持恒定且枸橼酸剂量依照血流量调整，则建议仅在治疗开始时进行代谢控制。获得足够的经验后，管路抗凝监测可仅在特殊情况下进行（例如，无法解释的滤器过早凝血）。一些中心仍然倾向于加强体外循环抗凝监测和重复调定枸橼酸剂量，因其认为上述措施可能利于延长 FLS（虽然未经证实）。RCA 的抗凝效果通常可通过检测滤器后离子钙浓度[低于 0.35mmol/L（0.8 和 1.3mg/dl）]、活化凝血时间或活化部分凝血活酶时间来评价[15,17,18]。现有文献报道了多种调节枸橼酸盐溶液输注速率的方法。然而，持续监测循环中离子钙浓度仍是抗凝效果评价的金指标。

RCA 副作用及并发症

血浆枸橼酸浓度取决于枸橼酸的输入（滴注速度）和损失（滤过、代谢降解、连续性静脉 - 静脉血液透析滤过造成的额外损失）之间的平衡。血浆里的枸橼酸主要与钙结合，少部分与镁等其他阳离子结合。枸橼酸的累积可能与代谢性酸中毒或代谢性碱中毒有关，这取决于代谢和输注速率。当肝脏和肌肉不能代谢枸橼酸时，如肝硬化失代偿期、严重休克或长时间心脏骤停后，可能出现枸橼酸蓄积。根据 Stewart 酸碱法，强阴离子增多将引发代谢性酸中毒。在大多数情况下，枸橼酸的增加也可体现为阴离子间隙增加，乳酸往往同步升高。当枸橼酸与钙结合时，系统离子钙浓度下降，钙结合分数上升。总钙浓度一般保持不变，但也可受补钙量的影响而增加。如果通过增加补钙量纠正低离子钙水平，则大部分钙会被枸橼酸结合。故而出现总钙浓度不成比例增加，而离子钙仍保持在低水平的现象。此时，钙间隙（总钙减去离子钙）或钙比值（总钙 / 离子钙）升高。在没有其他明显代谢性酸中毒原因的情况下，钙间隙 >2.5 是一个有效的枸橼酸蓄积指标。使用低浓度（如 0.5%）的枸橼酸盐溶液可最大程度减轻代谢变化[18-20]。枸橼酸蓄积的治疗方法包括逐渐减少或停止枸橼酸盐溶液输注并使用正常钠盐和 / 或碳酸氢盐置换液替代。在肝衰竭中,由于病理性结合与凝血功能障碍并存,连续性静脉 - 静脉血液滤过(continuous veno-venous hemofiltration,CVVH)通常可以在没有抗凝剂或抗凝剂量减少 50% 的情况下继续进行。

在恒定的血流量和枸橼酸盐溶液输注速率下,滤器凝血将导致 UF 量逐渐下降[9]、枸橼酸盐和碳酸氢盐丢失减少、更多的枸橼酸盐进入全身循环。正常功能的肝脏将代谢掉多余的枸橼酸,代谢性碱中毒随之而来。继而,离子钙浓度下降,钙比值将因碱中毒成比例上升。UF 量减少时的代谢性碱中毒可通过更换滤器来控制,而不应通过减少枸橼酸剂量来控制,因为这可能会促进滤器凝血。UF 量的下限由血流量和枸橼酸盐溶液输注速率决定。例如,在血流量和枸橼酸盐溶液输注速率分别为 200ml/min 和 35mmol/h 时,如 UF 量低于 2 000ml/h 或 跨 膜 压(trans-membrane pressure,TMP) 超 过 250mmHg, 可 以 考 虑 更 换 滤 器[15,21]。TMP 比 UF 量监测更好地反映了滤器孔隙率的下降。由于高剂量的肾脏替代治疗可能改善急性肾损伤患者的死亡率,故不建议在低 UF 量时继续进行 CVVH。需要注意的是,是否需要更换滤器不是由单独的 TMP 值决定的,而是由 TMP 随时间的变化曲线的斜率决定的。及时更换滤器也是预防代谢性碱中毒的最佳方法。当某些特例患者在低 UF 量治疗时接受大量输血,意外地输入了大量枸橼酸盐,也可能发生枸橼酸盐蓄积伴代谢性碱中毒及低钙血症。与肝素相比,RCA 条件下的 CVVH 超滤液中钙损失更多。在这种情况下,低钙血症并没有伴随着阴离子间隙的增加,需要通过另一路液体补钙。所需补钙量取决于 UF 量和置换液的钙含量。在足够高的 UF 量(2 000ml/h)下,如果置换液中含钙,则不需要额外补钙[22]。然而,这种情况很少发生,往往必须通过专门的中心静脉通路补钙。

实用的临床方法——怎样去处理

枸橼酸蓄积?

– 原因:肝衰竭、肌肉灌注不足。

– 代谢性改变:代谢性酸中毒,阴离子间隙增大,离子钙减少,钙比值和钙间隙增大,乳酸增加。

– 处理:减少或停用枸橼酸,以无抗凝剂或低剂量肝素抗凝继续进行 CVVH,补钙[目标离子钙浓度 1.0mmol/L(4 ~ 5mg/dl)[15,23]]。

枸橼酸中毒?

– 原因:在恒定的枸橼酸盐溶液输注速率下,意外过量输注枸橼酸盐或 UF 量低于下限。

– 代谢性改变:代谢性碱中毒、低离子钙、碱中毒引起的钙比值升高。

– 处理:停止枸橼酸盐溶液输注。

低钙血症?

– 原因:枸橼酸蓄积。

– 处理:补钙。由于大多数危重症患者都有一定程度的低钙血症,因此目标离子钙浓度应接近 1.0mmol/L(4mg/dl)。

代谢性碱中毒?

– 原因:相对于 UF 量,碳酸氢盐置换液过多。

– 处理:给予更多无缓冲剂置换液并减少碳酸氢盐置换液应用。近期有研究表明,代谢性碱中毒时用生理盐水(400 ~ 800ml/h)代替碳酸氢盐作为置换液,可有效纠正代谢碱中毒[24]。

– 具体情况:

a. UF 量下降,而枸橼酸输注速率与血流量比例保持恒定。处理:如 UF 量小于 1 500~2 000ml/h(取决于血流量和枸橼酸盐输注速率),则更换滤器。

b. 肝功能恢复时枸橼酸蓄积引起的代谢变化。处理:用无缓冲剂置换液替代或前稀释时将枸橼酸剂量减半。

c. 意外过量输注枸橼酸盐。处理:停止枸橼酸盐溶液输注,替换为无缓冲剂置换液,根据需要增加 UF 量。

低镁血症?

– 原因:超滤增加了枸橼酸结合性镁的丢失。

– 处理:同步补充钙和镁。血镁浓度应维持在 2 ~ 4mmol/dl [15,25]。

低钾血症?

血钾浓度应必须维持在 4 ~ 5mmol/dl。

如何稳定提高补钙速率?

当补钙速率每 2~4 小时增加 1 次时,即使是短暂的,或伴随有低钙血症或低镁血症时,均应谨慎对待。如钙浓度超过 0.8mg/dl 达 4~ 6 小时,必须考虑枸橼酸盐蓄积。

高钠血症?

– 原因:相对于 UF 量,枸橼酸盐溶液输注速率过高。可能出现于 UF 逐渐下降而枸橼酸盐溶液输注速率不变时。代谢性碱中毒多见。

– 处理:如 TMP > 250mmHg,更换滤器;调整至正常钠浓度,采用无缓冲剂置换液。

低钠血症?

– 原因:使用低钠置换液。由于这类置换液中不含缓冲剂,可能出现代谢性酸中毒。

– 处理:替换为生理盐水、碳酸氢盐置换液。

如何监测代谢参数和抗凝效果?

– 每 4 小时 1 次:检测 Na^+、K^+、Cl^-、离子钙、血气,计算(强)阴离子间隙。

– 每日 1 次:检测总钙(计算钙比值或钙间隙)、血镁。

– 每日 1~2 次:检测血肌酐、尿素氮、无机磷。

– 对于病情稳定的患者,监测间隔可以逐步延长。

– 治疗开始时监测循环抗凝的有效性是必要的,此后可由医生自行决定是否继续监测;滤器后离子钙的目标浓度为 0.25~0.35mmol/L(0.8 ~ 1.3mg/dl)。

结语

多年来,CRRT 的血管通路和抗凝治疗已有了长足的发展。目前认为:透析导管入路首选 RIJ,尖端位于右心房;超声引导有助于导管的放置;股静脉置管仍为一种有价值的替代方案。我们期待导管“技术”和性能在不远的将来得到进一步改进,特别是在联合性体外循环技术(如 CRRT 联合低流量体外二氧化碳清除)应用中有所突破。

RCA 通过降低循环血流量、减少出血事件、创造更好的滤器性能,彻底改变了抗凝治疗。然而,实施 RCA 需仔细监测,包括早期发现和预测潜在的枸橼酸盐相关代谢并发症。为了达到更加理想的代谢微调节性能,新型枸橼酸盐溶液正在不断研发中。

(刘华 译,陈蕾 校)

参考文献

1　Honore PM (Editor-in-Chief): Renal replacement in critical care; in Honore PM, Joannes-Olivier O, Spapen HD, Bihorac A (eds): Textbook 269 pages. Lambert Academic Publishing release in February, 2016.

2　Glazer S, Saint L, Shenoy S: How to prolong the patency of vascular access. Contrib Nephrol 2015;184:143–152.

3　Granata A, D'Intini V, Bellomo R, Ronco C: Vascular access for acute extracorporeal renal replacement therapies. Contrib Nephrol 2004;142:159–177.

4　Parienti JJ, Mégarbane B, Fischer MO, Lautrette A, Gazui N, Marin N, Hanouz JL, Ramakers M, Daubin C, Mira JP, Charbonneau P, du Cheyron D; Cathedia Study Group: Catheter dysfunction and dialysis performance according to vascular access among 736 critically ill adults requiring renal replacement therapy: a randomized controlled study. Crit Care Med 2010;34:1118–1125.

5　Morgan D, Ho K, Murray C, Davies H, Louw J: A randomized trial of catheters of different lengths to achieve right atrium versus superior vena cava placement for continuous renal replacement therapy. Am J Kidney Dis 2012;60:272–279.

6　Lameire N, Kellum JA; KDIGO AKI Guideline Work Group: Contrast-induced acute kidney injury and renal support for acute kidney injury: a KDIGO summary (part II). Crit Care 2013;17:205.

7　Canaud B, Formet C, Raynal N, Amigues L, Klouche K, Leray-Moragues H, Béraud JJ: Vascular access for extracorporeal renal replacement therapy in the intensive care unit. Contrib Nephrol 2004;144:291–307.

8　Parienti JJ, Thirion M, Mégarbane B, Souweine B, Ouchikhe A, Polito A, Forel JM, Marqué S, Misset B, Airapetian N, Daurel C, Mira JP, Ramakers M, du Cheyron D, Le Coutour X, Daubin C, Charbonneau P; Members of the Cathedia Study Group: Femoral vs jugular venous catheterization and risk of nosocomial events in adults requiring acute renal replacement therapy: a randomized controlled trial. JAMA 2008;299:2413–2422.

9　Joannidis M, Oudemans-van Straaten HM: Clinical review: patency of the circuit in continuous renal replacement therapy. Crit Care 2007;11:218.

10　Schetz M: Vascular access for HD and CRRT. Contrib Nephrol 2007;156:275–286.

11　Baldwin I, Bellomo R: Relationship between blood flow, access catheter and circuit failure during CRRT: a practical review. Contrib Nephrol 2004;144:203–213.

12　Parienti JJ, Deryckère S, Mégarbane B, Valette X, Seguin A, Sauneuf B, Mira JP, Souweine B, Cattoir V, Daubin C, du Cheyron D; Cathedia Study Group: Quasi-experimental study of sodium citrate locks and the risk of acute hemodialysis catheter infection among critically ill patients. Antimicrob Agents Chemother 2014;58:5666–5672.

13　Mehta RL, McDonald BR, Aguilar MM, Ward DM: Regional citrate anticoagulation for continuous arteriovenous hemodialysis in critically ill patients. Kidney Int 1990;38:976–981.

14　Mehta RL, McDonald BR, Ward DM: Regional citrate anticoagulation for continuous arteriovenous hemodialysis. An update after 12 months. Contrib Nephrol 1991;93:210–214.

15　Jacobs R, Honoré PM, Bagshaw SM, Diltoer M, Spapen HD: Citrate formulation determines filter lifespan during continuous venovenous hemofiltration: a prospective cohort study. Blood Purif 2015;40:194–202.

16　Gainza FJ, Quintanilla N, Pijoan JI, Delgado S, Urbizu JM, Lampreabe I: Role of prostacyclin (epoprostenol) as anticoagulant in continuous renal replacement therapies: efficacy, security and cost analysis. J Nephrol 2006;19:648–655.

17　Jacobs R, Honore PM, Hendrickx I, Spapen HD: Regional citrate anticoagulation for continuous renal replacement therapy: all citrates are not created equal! Blood Purif 2016;42:219–220.

18　Oudemans-van Straaten HM, Ostermann M: Bench-to-bedside review: citrate for continuous renal replacement therapy, from science to practice. Crit Care 2012;16:249.

19　Jacobs R, Honore PM, Spapen HD: Some metabolic issues should not be neglected when using citrate for continuous renal replacement therapy! Crit Care 2015;19:50.

20　Oudemans-van Straaten HM, Fiaccadori E, Baldwin I: Anticoagulation for renal replacement therapy: different methods to improve safety. Contrib Nephrol 2010;165:251–262.

21　Ricci D, Panicali L, Facchini MG, Mancini E: Citrate anticoagulation during continuous renal replacement therapy. Contrib Nephrol 2017;190:19–30.

22　Schetz M: Anticoagulation in continuous renal replacement therapy. Contrib Nephrol 2001;132:283–303.

23　Jacobs R, Honore PM, Diltoer M, Spapen HD: Chloride content of solutions used for regional citrate anticoagulation might be responsible for blunting correction of metabolic acidosis during continuous veno-venous hemofiltration. BMC Nephrol 2016;17:119.

24 Vargas Hein O, Kox WJ, Spies C: Anticoagulation in continuous renal replacement thera-

py. Contrib Nephrol 2004;144:308–316.

25 Honore PM, Jacobs R, Hendrickx I, De Waele E, Van Gorp V, Spapen HD: Metabolic and coagulation effects of citrate: down to the last detail! Crit Care 2015;19:433.

Prof.Patrick M.Honore,MD,PhD,FCCM
Professor of Medicine,Deputy Chairman of ICU Department
Director of ICU Research Unit
Centre Hospitalier Universitaire Brugmann
Place Van GehuchtenPlein,BE–4-1020 Brussels(Belgium)
E-mail Patrick.Honore@CHU-Brugmann.be

第3章　连续性肾脏替代治疗应用指征及时机

Sean M.Bagshaw [a] · Ron Wald [b]

[a] Department of Critical Care Medicine, Faculty of Medicine and Dentistry, University of Alberta, Edmonton, AB, and [b] Division of Nephrology, St. Michael's Hospital, Toronto, ON, Canada

摘要

　　肾脏替代治疗（renal replacement therapy，RRT）越来越多地用于支持伴有严重急性肾损伤（acute kidney injury，AKI）的危重症患者。在这些患者中，启动 RRT 的理想时机是一个长期存在的问题，需要更高质量的证据来指导临床实践。当临床医生面临危及患者生命的 AKI 并发症时，启动 RRT 的决定往往是简单明了的。但是，在缺乏明确适应证时，能够平衡早期启动与延迟启动 RRT 获益及风险的理想条件和时机仍不明确。临床调查数据证实了 RRT 启动时机的实质性差异。大多数观察资料和小型临床试验都存在其局限性，包括指征混杂、病例组合及疾病严重程度的异质性以及对启动 RRT 时机的阈值不同等。最近发表的试验研究结果进一步增加了临床实践中的不确定性。本章总结了在伴有 AKI 的危重症患者中启动 RRT 的最佳时机的现行证据和最新进展研究。

引言

　　最近的趋势显示，在重症监护病房（intensive care unit，ICU）的危重症患者中，肾脏替代治疗（renal replacement therapy，RRT）正在日益增加[1]。连续性肾脏替代治疗（continuous RRT，CRRT）这一 ICU 特有的核心生命支持技术，仍然是危重症患者最常见的肾脏支持形式。

　　对于危重症患者，尤其是伴有急性肾损伤（acute kidney injury，AKI）或肾功能严重受损和多器官功能障碍的患者，究竟何为理想的 CRRT 启动时机，一直是重症医师和肾脏病医师面临的困境与挑战。对于那些患有 AKI 相关的难治性并发症（如高钾血症、酸中毒、肺水肿、尿毒症）的患者，临床医师启动 RRT 的决定通常是容易的。然而，这些并发症在危重症患者中越来越少[2]。在缺乏明确的急诊适应证的情况下，启动 CRRT 的最佳时间仍不确定。在这种情况下，CRRT 的应用很大程度依赖于临床医生对其治疗相对获益大于风险的判断，且这一决策往往是为了应对病情的加剧、肾脏以外的其他器官功能障碍（如急性肺损伤）和肾功能恢复[3]。综上,何时理想地启动 AKI 危重症患者的 RRT,已被明确为重症医学和肾脏病学新知识领域最需优先探索的问题[4]。

如何定义启动 CRRT 的"时机"?

关于如何定义 AKI 危重症患者启动 CRRT 的"时机",目前尚未达成共识。观察性研究对于 CRRT 的"早期启动""延迟启动"和"晚期启动"的时间范围进行了定义[5]。这些启动时机的研究纳入了生理指标(如尿量)、生化指标(如血清肌酐、尿素)、AKI 发生至 CRRT 启动的时间、进入 ICU 至 CRRT 启动的时间、发生 AKI 相关并发症(即传统的适应证)至 CRRT 启动的时间等因素。但是,上述"早期""延迟""晚期"均是相对的,容易产生偏差。由于临床特征、诊断和疾病严重程度的情况不同,在一种情况下 RRT 开始的"早期"可能是另一种情况下的"晚期"。在不同的观察性研究中,由于对"时机""阈值"或"标准"的定义存在差异,以致其不能清晰地指导临床实践、应对临床变异[2]。

观察性数据的一个共同特征是,一般仅关注接受 RRT 的患者,而忽略了未接受 RRT 治疗的严重 AKI[6]。尽管临床医生可能难以前瞻性地识别此类患者,但众所周知,这些未接受 RRT 患者,即使患有严重 AKI,仍有一部分能存活并且可恢复正常肾功能[7]。将这些患者排除在观察数据之外,将导致"延迟启动"群体中预后较差的患者比例偏高。这可能是高估早期启动 RRT 生存优势的重要原因[5]。

调查数据表显示,临床医生对 AKI 危重症患者启动 CRRT 的决定主要是基于对一系列临床信息和相对临床获益的主观认识,并且可能进一步根据患者特异性(如年龄、合并症、肾脏储备功能、对利尿剂的反应及疾病敏感度等)和医疗系统特异性因素(如医疗服务、当前时刻、星期几等)进行调整[3]。此外,调查数据还显示,促使临床医生启动 CRRT 的适应证低限也存在显著差异。最近,急性透析质量倡议(the Acute Dialysis Quality Initiative)组织召开了一次关于"精确 CRRT"的共识会议,其中一个工作组专门负责就何时启动 CRRT 给出建议[8]。该工作组建议 CRRT 的启动应是个体化的,不能仅仅取决于 AKI 或肾功能的分期,而需全面地考虑患者的临床情况。此外,对于给定的患者肾功能,工作组明确提出了一个关于"需求—能力"动态关系的概念模型(表 1)。基于这一模型,当患者的肾脏功能与其所需处理的代谢和液体需求不匹配时,即为可选择的 CRRT 启动时机(图 1)。

表 1　启动 CRRT 时要考虑的因素(改编自[8])

疾病的严重程度和变化轨迹	AKI 严重程度和趋势
	电解质和酸碱紊乱的严重程度
	液体平衡和容量超负荷的症状
	出现 AKI/ 容量超负荷导致的相关器官功能障碍
RRT 的必要性	肾脏即将恢复的可能性
	受 AKI + 容量超负荷影响的多种基础病
	相关的急性器官功能障碍
RRT 的风险	血管通路
	血流动力学不稳定
	感染
	微量元素 / 水溶性维生素 / 药物的清除
	行动受限

续表

其他因素	患者和家属对治疗的倾向性
	治疗目标
	CRRT 机器 + 资源（护理）的可用性
	医疗费用

AKI，急性肾损伤；RRT，肾脏替代治疗；CRRT，连续性肾脏替代治疗

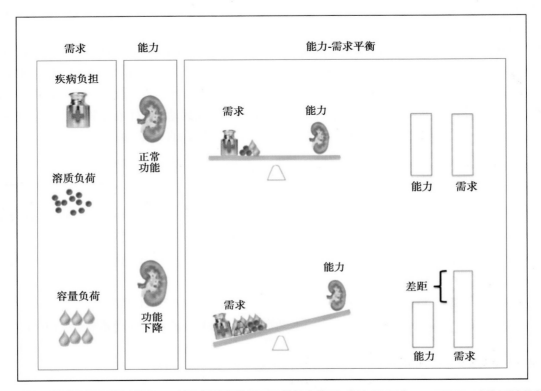

图 1　需求和能力关系概述——关于何时启动 CRRT 的概念模型。［经 ADQI（www. ADQI. org）许可转载］

　　也许是认识到治疗实施偏差本身就是治疗质量的一个次选指标，最近的一项试点研究提出了"标准化临床评估和管理计划（Standardized Clinical Assessment and Management Plan, SCAMP）"用来指导罹患严重 AKI 的危重症患者 RRT 的启动和终止[9]。SCAMP 评分是由 9 名肾病学家在一个独立的三级 ICU 病房中共同实施的，他们 13 个月中评估了 176 名患者。该评分整合了启动 RRT 的生理和生化适应证的分层阈值，每日对可能考虑 RRT 治疗的每一位 AKI 患者进行评估。该评分还进一步指导临床医生在遇到适应证时是否启动 RRT 治疗。最终，在完成评估的 176 名 AKI 危重症患者中，SCAMP 评分推荐其中 31% 的患者启动 RRT 治疗。实际上，对其中 57% 的患者，临床医生未采纳该建议（即未启动 RRT），其最常见的考虑是可预期的肾脏功能恢复和治疗无效。同时，当 SCAMP 评分建议不启动 RRT 时，医生遵从建议的比例高达 98%。在临床医生遵从 SCAMP 评分建议启动 RRT 的患者中，住院死亡率较低（42% vs 63%，$P<0.01$）；然而，这种明显的死亡率获益可被患者基线疾

病严重程度和预测的死亡风险所校正。死亡率的获益仅在那些预计住院死亡率 <50%（即病情较轻）的人群中明显存在。尽管这一试点研究具有许多局限性（如单中心、规模小、非随机、选择偏倚、适应证混杂、依从性差），但它显示了质量改进干预措施（如该研究中实施的标准化评分）在提高治疗可靠性、减少次优结果（部分可归因于治疗实施偏差）方面的潜力。

为什么启动 CRRT？

CRRT 可以在患有 AKI 和多器官功能障碍的重症患者中实现并维持血容量、电解质、酸碱和尿毒症溶质稳态。此外，它还可以促进其他治疗措施的实施或减少其因 AKI 而难以耐受的潜在毒性，如提供营养支持、肠外治疗（包括重要但具有肾毒性的抗生素）、输血和其他"必须的"液体摄入。CRRT 可以预防 AKI 的明确并发症。虽然 CRRT 理论上可以调节脓毒血症状态下的炎症和免疫系统功能以及其他血管痉挛状态，但 CRRT 在这方面的实际作用仍不明确。在危重疾病和多器官功能障碍的背景下，CRRT 为减轻肾脏与相关器官（如心脏、肺、脑）之间不良的相互作用提供了一个重要手段。由于上述原因，早期启动 CRRT 在生物学上是合理的，在临床上是合乎逻辑的，也得到了观察性数据和小型临床试验的支持（表 2）。

表 2　AKI 危重症患者在缺乏常规适应证时接受早期 RRT 的利弊（改编自[22]）

获益	弊端
避免和 / 或早期控制液体蓄积和超负荷	透析导管置入的需求和相关并发症（即出血、气胸、血行感染）
避免和 / 或更早控制酸碱紊乱	抗凝治疗的需求和相关并发症
避免和 / 或更早控制电解质 / 代谢紊乱	发生医源性血流动力学不稳定性并导致 AKI 加剧、肾脏修复 / 恢复受阻的风险
避免和 / 或早期控制尿毒症的并发症	微量营养素和微量元素过度流失的风险
避免不必要或过量的利尿剂暴露	重要药物（如抗菌药物、抗癫痫药）过度清除或处于亚治疗水平的风险
免疫调节及炎症介质的清除	使保守治疗后肾功能恢复可能性大的患者不必要地暴露于 RRT
使应激和 / 或受损的肾脏"减负"或"休息"	使医护人员的工作量、资源使用和直接医疗费用增加

AKI，急性肾损伤；RRT，肾脏替代治疗

为什么不启动 CRRT？

CRRT 可能导致诸多并发症。CRRT 需要置入中心静脉透析导管，将血液暴露于体外循环回路中，并且通常需要持续抗凝以维持循环管路通畅。CRRT 在很大程度上是由超滤率驱动的，这可能引起血流动力学不稳定并导致肾功延迟恢复。CRRT 还增加了临床医护人员的工作量，加剧了资源消耗，而且费用高昂。因此，在缺乏来自严格临床试验的高质量数据的情况下，对何时启动 CRRT 采用保守策略是令人信服的。许多临床试验表明，在缺乏常规适应证或 AKI 并发症出现前早期启动 CRRT，未能改善以患者为中心的预后[7,10,11]。因此，早期启动 CRRT 理论上的和患者特异性的获益必须与增加的资源消耗和肾功延迟恢复或 CRRT 带来的其他并发症等潜在风险相平衡（见表 2）。

当前临床实践指南中的建议

　　许多组织已发布包含 ICU 病房中 RRT 启动时机相关论述的实践指南(表 3)。2012 年,改善全球肾脏病预后组织(Kidney Disease Improving Global Outcomes,KDIGO)就 AKI 患者的 RRT 启动时机发表了两条建议,这两条建议均是基于专家意见,而未根据证据分级[4]。第一条是"当存在危及生命的液体、电解质和酸碱平衡的变化时"建议直接启动 RRT。第二条要求临床医生在做出启动 CRRT 的决定时,需要考虑"更广泛的临床背景,是否存在 RRT可以改善的病况,以及实验室检查的变化趋势,而非仅观察 BUN 和肌酐值"。虽然后一条的陈述可能被认为是不确切的,因为其暗示临床医生在决策中使用相对主观的适应证,但这似乎也是对当前临床实践的合理描述。2013 年,英国国家健康和临床卓越研究所发表了与 KDIGO 类似的建议[12]。国家健康和临床卓越研究所指南也强调了缺乏高质量证据来指导临床医生在此问题上的决策。该指南进一步强调,临床医生需要更好的工具,例如临床风险预测评分或新型的床旁即刻检测作为决策支持,帮助识别 AKI 恶化可能性更高以及可能从早期启动 CRRT 中获益的患者。2015 年,法国重症监护协会还发布了在 ICU 病房中使用RRT 的指南[13]。上述所有指南都承认了当前证据的局限性,并宣称需要更多的高质量临床试验来更好指导临床实践。

表 3　AKI 危重症患者启动 RRT 的临床实践指南概览

组织	建议
改善全球肾脏病预后组织(Kidney Disease Improving Global Outcomes,KDIGO)[4]	(ⅰ)存在危及生命的液体、电解质和酸碱平衡失衡时紧急启动 RRT(未分级) (ⅱ)决定是否开始 RRT,应全面考虑患者的临床背景,明确是否存在能被 RRT 改善的病情,以及实验室检查结果的变化趋势——而非仅观察 BUN 和肌酐值(未分级)
国家健康和临床卓越研究所(National Institute for Health and Care Excellence,NICE)[12]	(ⅰ)立即与肾脏病专家、儿科专家和 / 或重症医学专家讨论任何潜在的肾脏替代的指征,以确保在需要时尽快开始治疗 (ⅱ)如出现以下任何一项且内科治疗无效时,成人、儿童和青少年应立即开始 RRT: - 高钾血症 - 代谢性酸中毒 - 尿毒症并发症(即心包炎、脑病) - 液体超负荷 - 肺水肿 (ⅲ)根据成年人、儿童和青少年的整体情况而不是单一的尿素、肌酐或血钾值来决定是否启动 RRT

续表

组织	建议
法国重症监护协会（French Intensive Care Society，SRLF）[13]	（ⅰ）RRT 应在危及生命的情况下（高钾血症、代谢性酸中毒、肿瘤溶解综合征、难治性肺水肿）立即启动（专家意见；完全一致） （ⅱ）现有数据不足以确定在危及生命的情况之外启动 RRT 的最佳时机（专家意见；完全一致） （ⅲ）在儿童中，液体和钠超负荷大于 10%，特别是大于 20% 时，应被视为启动肾替代治疗的标准之一（专家意见；部分一致） （ⅳ）"早期"启动 RRT 意味着在 KDIGO 2 期或在发生难以逆转的急性肾功衰竭的 24 小时内启动 RRT（专家意见；部分一致） （ⅴ）"晚期"启动 RRT 意味在急性肾功能衰竭发生 48 小时后、KDIGO 3 期或因急性肾功能衰竭出现危及生命的情况下启动 RRT（专家意见；部分一致）

CRRT 可以改善预后吗？

关于 CRRT 本身能否改变患者预后，或者其作为危重症患者的支持疗法是否很大程度上受患者疾病严重程度对预后的影响左右，目前仍然存在争议。观察数据显示，对于患有 AKI 的 ICU 患者来说，接受任何 RRT 本身都可能增加其死亡风险[6,14,15]。这些研究比较了接受或未接受 RRT 的 AKI 患者的预后。然而，这些数据有观察性研究常见的方法学限制，例如被研究人群的差异（即病例组合和疾病严重程度不一）、适应证混杂和不受控制的偏倚（即提供者治疗实施偏差、信息偏倚），因而人们仍会产生一个自然而然的困惑，即在特定情况下，如果不仔细选择或者仅凭感知到的边际效益启动 CRRT，是否可能会对 AKI 重症患者造成危害[16]。患者、医生和制度层面的因素可能相互作用，混淆了观察到的 RRT 与预后之间的真实联系；然而，这些因素在观察性数据中往往没有被考虑进去。同样，这些研究中可能包括 CRRT 永远不可能改善预后的患者。例如，CRRT 在本身生存率极低的患者（即晚期慢性疾病或严重急性疾病）中的高应用率可能是偏倚的重要来源，因为这些患者会将 CRRT 风险的效果评估转向不良预后[17]。另一方面，对于 AKI 较轻的患者和具有 CRRT 边缘适应证的患者，无论 CRRT 效果如何，生存和肾脏恢复的可能性都很高，这些病例也会扰乱 CRRT 危害的效果评估[18]。在这种情况下，可以想象与 RRT 本身相关的风险和 / 或危害可能会超过获益。有趣的是，额外的观察数据显示，对于具有 CRRT 传统适应证的重症患者，启动 RRT 可能提高生存率[19,20]。

AKI 患者 RRT 启动策略的临床实验研究

最近报道了两项关于 AKI 危重症患者 RRT 启动策略的著名研究。"The Early Versus Late Initiation of RRT In Critically Ill Patients with Acute Kidney Injury（ELAIN）"是一项纳入 231 例重症患者的单中心随机临床试验，旨在明确早期启动（定义为达到 KDIGO 分期的 AKI 2 期后的 8 小时内启动）与延迟启动（定义为进展至 KDIGO 分期 AKI 3 期后 12 小时内或具有绝对适应证时启动)CRRT 相比,能否能够改善患者生存率(表 4)[21]。结果显示,早期组的所有患者和延迟组中 91% 的患者接受了 RRT 治疗,中位时间差为 21 小时(四分位数范围 18~24)。与延迟启动相比,早期启动干预使患者 90 天死亡率绝对值降低了 15.4%。早期启动组患者脱离 RRT 的可能性更高,RRT 持续时间和患者住院时间更短。此外,早期启动还被证实可减少 2 种促炎性介质(白细胞介素 -6 和白细胞介素 -8)的早期表达。

表 4 已发表的评估 AKI 中启动 RRT 时间的随机试验概览(改编自[22])

实验	Bouman et al.[23]	Jamale et al.[10]	ELAIN[21]	HEROICS[24]	STARRT-AKI[11]	AKIKI[7]
场所	单中心	单中心	单中心	多中心(4)	多中心(12)	多中心(33)
患者例数,n	106	208	231	224	100	620
人群来源	混合(多为外科)	内科	混合(多为外科)	心外科	混合	混合
纳入标准	尿量 <30ml/h×6 小时即使血流动力学良好; CrCl< 20ml/min (3 小时计时采集);接受收机械通气	严重 AKI 伴 SCr 和尿素进行性升高	KDIGO 2 期 AKI 伴 NGAL> 150ng/ml 并满足以下任何 1 项:严重败血症;使用血管活性药物;难治性液体超负荷;肾脏以外器官功能障碍	接受高剂量儿茶酚胺的心脏手术后休克或在术后 24 小时内需要体外循环支持患者	女性 SCr ≥ 100μmol/L,男性 SCr ≥ 130μmol/L;存在以下任意 2 项的严重 AKI: SCr 较基线增加 2 倍;12 小时内尿量 <6ml/kg 和 / 或全血 NGAL ≥ 400ng/ml;缺乏 RRT 紧急适应证;容量反应性 AKI 的可能性低	KDIGO 3 期 AKI 并接受机械通气和 / 或血管活性药物支持
早期组	在符合标准的 12 小时内	Urea >25mmol/L 或 SCr >619μmol/L	符合 KDIGO 2 期的 8 小时内	在符合标准后立即启动	在符合标准的 12 小时内	在符合标准的 12 小时内
延迟组	满足 RRT 的常规标准:尿素 > 40mmol/L;K> 6.5mmol/L;或严重的肺水肿	基于 2 名临床医生对临床指征的共同判断	符合 KDIGO 3 期或 RRT 常规适应证的 12 小时内:尿素 > 36mmol/L; K> 6.0mmol/L; Mg> 4mmol/L; 尿量 <200ml/ 12h 或无尿;利尿剂抵抗型器官水肿	符合 RRT 的常规适应证: KDIGO 3 期 AKI;尿素 > 36mmol/L; 或危及生命的高钾血症	符合 RRT 的常规标准:K> 6.0mmol/ L;血清碳酸氢盐 <10mmol/L;P/F 比 <200 且与肺水肿程度相符	符合 RRT 的常规标准:严重高钾血症;严重的肺水肿;严重的酸中毒;尿素 > 40mmol/L;少尿至无尿 > 72 小时

续表

实验	Bouman et al.[23]	Jamale et al.[10]	ELAIN[21]	HEROICS[24]	STARRT-AKI[11]	AKIKI[7]
时间差异,小时	35	NA	20	43	37	49
延迟组未接受 RRT 患者,%	17	17	9	43	37	49
死亡率差异	NS	NS	早期 > 延迟（P=0.03）	NS	NS	NS

AKI,急性肾损伤;CrCl,肌酐清除率;KDIGO,改善全球肾脏病预后组织;NA,不适用;NGAL,中性粒细胞明胶酶相关脂质运载蛋白;NS,无统计学意义;RRT,肾脏替代治疗;SCr,血清肌酐;UO,尿量

　　另一项名为"the Artificial Kidney Initiation in Kidney Injury（AKIKI）"的多中心随机临床试验在 620 例严重 AKI 的危重症患者中评估了延迟启动 RRT 策略能否改善患者的生存率（见表 4）[7]。该研究中,早期启动策略是在达到 KDIGO 分期 AKI 3 期的 6 小时内开始 RRT,而延迟启动策略仅在出现传统适应证时才开始 RRT。结果显示,早期启动策略并未改善患者 60 天的死亡率;然而,不同策略间 RRT 的使用率存在显著差异:晚期启动策略组仅有 51% 的患者使用 RRT,而早期启动策略组使用 RRT 的患者高达 98%。两种启动策略开始 RRT 的中位时间差为 57 小时（四分位数范围 25~83）。在延迟启动策略中,无需 RRT 的时间更长,导管相关血行感染的发生率更低。在关键的次要终点方面,包括 28 天内无机械通气和血管活性药物的天数、ICU 住院时间、总住院时间和 60 天后 RRT 的需求等,两种策略之间没有差异。

　　ELAIN 和 AKIKI 试验是重症肾脏病学的重要成就,有力地驳斥了"无法依靠精心设计的试验比较 ICU 中 RRT 的启动策略"这一观念。然而,在明确如何解释这些研究发现并将其纳入临床实践时,临床医生应该考虑一些问题。首先,虽然这两项试验是迄今为止研究 AKI 危重症患者 RRT 启动时机的最大规模的试验,但两者都无法检测出那些细微但可能在临床上很重要的死亡率差异。AKIKI 的设计目的是检测绝对值下降 15% 的死亡率差异。虽然可以想象延迟启动策略可能转化为避免 RRT 相关并发症,但这种生存率差异大到难以置信。同样,ELAIN 根据 90 天的死亡率为 55% 估算样本量,假设死亡率绝对值降低了 18%。尽管早期启动 RRT 显示死亡率降低,但 ELAIN 的脆弱指数仅为 3,意味着其效果评估的不稳定性和不精确性。其次,两项研究中启动 RRT 的阈值不同,两者的早期启动 RRT 组和 ELAIN 中延迟启动 RRT 组均需达到 AKI 的 KDIGO 分期标准。这种使用相对静态的标准来启动 RRT 可能导致 ELAIN 的两组和 AKIKI 的早期启动组在开始 RRT 时发生治疗实施偏差。这难免令人猜测 AKIKI 和 ELAIN 的一部分患者是否在常规治疗中并不会考虑 RRT。上述问题突出了评估 AKI 危重症患者启动 RRT 时机的众多挑战之一。缺乏经过验证的临床或实验室工具把极有可能接受 RRT 的患者从即将恢复的患者中可靠地区分出来,故而难以减少不必要的 RRT 暴露。尽管如此,AKIKI 的研究结果至少暗示着保守的"观察等待"策略以及在出现并发症或持续性 AKI 时启动 RRT 可能是可以接受的。目前,两项大型多中心 RCT 研究正在努力为这一重要的临床困境增添的新认识,但其结果尚待报道[ClinicalTrials.gov 识别码:IDEAL-ICU（NCT01682590）;STARRT-AKI（NCT02568722）]。

结语

对于肾病学和重症医学的临床医师而言,AKI 危重症患者启动 RRT 的最佳时机仍然是一个令人困惑的临床难题。现有证据突显了明确 RRT 启动时机策略的挑战性和复杂性。由于目前缺乏可靠的临床工具来预测哪些患者会病情恶化并且可能接受 RRT,采用以患者为中心的"个体化"方法是必要的,该方法包括仔细考虑患者病情发展轨迹、整合后的基线临床信息、疾病敏感程度、器官功能障碍负担以及生理和实验室数据的发展趋势,而不是依赖于绝对或任意的实验室阈值。近期的数据表明,在精心挑选的患者中采取观察等待的策略可能是合理的。正在进行的试验有望进一步为最佳临床实践提供新的信息,并为减少不必要的治疗实施偏差、改善患者预后提供有力指导。

致谢

Sean M.Bagshaw 博士得到加拿大重症监护肾病研究主席的支持。

披露声明

S.M.B. 和 R.W. 曾担任过 Baxter 的付费顾问并获得演讲费。他们还获得了 Baxter 与加拿大卫生研究院合作的无限制拨款支持,资助了一个多国多中心 RCT 以评估在 AKI 患者中进行的 RRT 时机(STARRT-AKI)。作者声明没有进一步的利益冲突。

（孙凌霜　译,陈蕾　校）

参考文献

1　Wald R, McArthur E, Adhikari NK, Bagshaw SM, Burns KE, Garg AX, Harel Z, Kitchlu A, Mazer CD, Nash DM, et al: Changing incidence and outcomes following dialysis-requiring acute kidney injury among critically ill adults: a population-based cohort study. Am J Kidney Dis 2015;65:870–877.

2　Clark E, Wald R, Levin A, Bouchard J, Adhikari NK, Hladunewich M, Richardson RM, James MT, Walsh MW, House AA, et al: Timing the initiation of renal replacement therapy for acute kidney injury in Canadian intensive care units: a multicentre observational study. Can J Anaesth 2012;59:861–870.

3　Clark E, Wald R, Walsh M, Bagshaw SM; Canadian Acute Kidney Injury (CANAKI) Investigators: Timing of initiation of renal replacement therapy for acute kidney injury: a survey of nephrologists and intensivists in Canada. Nephrol Dial Transplant 2012;27:2761–2767.

4　Kidney Disease Improving Global Outcome: KDIGO clinical practice guideline for acute kidney injury. Kidney International 2012; 2(1 suppl):1–138.

5　Karvellas CJ, Farhat MR, Sajjad I, Mogensen SS, Leung AA, Wald R, Bagshaw SM: A comparison of early versus late initiation of renal replacement therapy in critically ill patients with acute kidney injury: a systematic review and meta-analysis. Crit Care 2011;15:R72.

6　Elseviers MM, Lins RL, Van der Niepen P, Hoste E, Malbrain ML, Damas P, Devriendt J; SHARF Investigators: Renal replacement therapy is an independent risk factor for mortality in critically ill patients with acute kidney injury. Crit Care 2010;14:R221.

7　Gaudry S, Hajage D, Schortgen F, Martin-Lefevre L, Pons B, Boulet E, Boyer A, Chevrel G, Lerolle N, Carpentier D, et al: Initiation strategies for renal-replacement therapy in the intensive care unit. N Engl J Med 2016; 375:122–133.

8　Ostermann M, Joannidis M, Pani A, Floris M, De Rosa S, Kellum JA, Ronco C; 17th Acute Disease Quality Initiative (ADQI) Consensus Group: Patient selection and timing of continuous renal replacement therapy. Blood Purif 2016;42:224–237.

9　Mendu ML, Ciociolo GR Jr, McLaughlin SR, Graham DA, Ghazinouri R, Parmar S, Grossier A, Rosen R, Laskowski KR, Riella LV, et al: A decision-making algorithm for initiation and discontinuation of RRT in severe AKI. Clin J Am Soc Nephrol 2017;12: 228–236.

10　Jamale TE, Hase NK, Kulkarni M, Pradeep

KJ, Keskar V, Jawale S, Mahajan D: Earlier-start versus usual-start dialysis in patients with community-acquired acute kidney injury: a randomized controlled trial. Am J Kidney Dis 2013;62:1116–1121.

11　Wald R, Adhikari NK, Smith OM, Weir MA, Pope K, Cohen A, Thorpe K, McIntyre L, Lamontagne F, Soth M, et al: Comparison of standard and accelerated initiation of renal replacement therapy in acute kidney injury. Kidney Int 2015;88:897–904.

12　National Institute for Health and Care Excellence (NICE): Acute kidney injury: prevention, detection and management, 2013. https://www.nice.org.uk/guidance/cg169.

13　Vinsonneau C, Allain-Launay E, Blayau C, Darmon M, Ducheyron D, Gaillot T, Honore PM, Javouhey E, Krummel T, Lahoche A, et al: Renal replacement therapy in adult and pediatric intensive care: recommendations by an expert panel from the French Intensive Care Society (SRLF) with the French Society of Anesthesia Intensive Care (SFAR) French Group for Pediatric Intensive Care Emergencies (GFRUP) the French Dialysis Society (SFD). Ann Intensive Care 2015;5:58.

14　Clec'h C, Darmon M, Lautrette A, Chemouni F, Azoulay E, Schwebel C, Dumenil AS, Garrouste-Orgeas M, Goldgran-Toledano D, Cohen Y, et al: Efficacy of renal replacement therapy in critically ill patients: a propensity analysis. Crit Care 2012;16:R236.

15　Guerin C, Girard R, Selli JM, Perdrix JP, Ayzac L: Initial versus delayed acute renal failure in the intensive care unit. A multicenter prospective epidemiological study. Rhone-Alpes area study group on acute renal failure. Am J Respir Crit Care Med 2000;161:872–879.

16　Bagshaw SM, Uchino S, Kellum JA, Morimatsu H, Morgera S, Schetz M, Tan I, Bouman C, Macedo E, Gibney N, et al: Association between renal replacement therapy in critically ill patients with severe acute kidney injury and mortality. J Crit Care 2013;28:

1011–1018.

17　Kawarazaki H, Uchino S, Tokuhira N, Ohnuma T, Namba Y, Katayama S, Toki N, Takeda K, Yasuda H, Izawa J, et al: Who may not benefit from continuous renal replacement therapy in acute kidney injury? Hemodial Int 2013;17:624–632.

18　Clark EG, Bagshaw SM: Unnecessary renal replacement therapy for acute kidney injury is harmful for renal recovery. Semin Dial 2015;28:6–11.

19　Liborio AB, Leite TT, Neves FM, Teles F, Bezerra CT: AKI complications in critically ill patients: association with mortality rates and RRT. Clin J Am Soc Nephrol 2015;10:21–28.

20　Vaara ST, Reinikainen M, Wald R, Bagshaw SM, Pettila V, Group FS: Timing of RRT based on the presence of conventional indications. Clin J Am Soc Nephrol 2014;9:1577–1585.

21　Zarbock A, Kellum JA, Schmidt C, Van Aken H, Wempe C, Pavenstadt H, Boanta A, Gerss J, Meersch M: Effect of early vs delayed initiation of renal replacement therapy on mortality in critically ill patients with acute kidney injury: the ELAIN randomized clinical trial. JAMA 2016;315:2190–2199.

22　Bagshaw SM, Wald R: Strategies for the optimal timing to start renal replacement therapy in critically ill patients with acute kidney injury. Kidney Int 2017;91:1022–1032.

23　Bouman CS, Oudemans-Van Straaten HM, Tijssen JG, Zandstra DF, Kesecioglu J: Effects of early high-volume continuous venovenous hemofiltration on survival and recovery of renal function in intensive care patients with acute renal failure: a prospective, randomized trial. Crit Care Med 2002;30:2205–2211.

24　Combes A, Brechot N, Amour J, Cozic N, Lebreton G, Guidon C, Zogheib E, Thiranos JC, Rigal JC, Bastien O, et al: Early high-volume hemofiltration versus standard care for post-cardiac surgery shock. The HEROICS study. Am J Respir Crit Care Med 2015;192:1179–1190.

Sean M.Bagshaw, MD, MSc, FRCPC
Department of Critical Care Medicine, Faculty of Medicine and Dentistry
University of Alberta
2-124E, Clinical Sciences Building
8440-112 ST NW, Edmonton, T6G 2B7 (Canada)
E-Mail bagshaw@ualberta.ca

第4章 连续性肾脏替代治疗正确的处方剂量和交付剂量

Gianluca Villa [a] · Mauro Neri [b,c] · Claudio Ronco [b] · Jorge Cerdá [d]

[a] Department of Health Sciences, Section of Anesthesiology, Intensive Care and Pain, University of Florence, Florence, and [b] Department of Nephrology, Dialysis and Transplantation, International Renal Research Institute of Vicenza, San Bortolo Hospital, and [c] Department of Management and Engineering, University of Padua, Vicenza, Italy; [d] Department of Medicine, Division of Nephrology and Hypertension, Albany Medical College, Albany, NY, USA

摘要

本章重点介绍了在连续性肾脏替代治疗（continuous renal replacement therapy, CRRT）中正确的处方剂量和交付剂量的定义及其影响。在文中，我们定义了剂量、效率、强度及功效的概念，区分了它们的多个组成部分，并阐述了这些概念在指导患者治疗方面的实际应用。此外，我们强调了交付剂量变化对溶质控制的影响，并列举了影响 CRRT 交付剂量的主要因素。最后，我们总结了剂量监测的主要指标，并强调了良好的质量控制系统对于确保急性肾损伤危重症患者得到适当治疗的重要性。

引言

在所有肾脏替代治疗（renal replacement therapy, RRT）中，适宜的治疗处方和实际交付剂量是衡量其临床疗效的基本标准[1-3]。在过去几十年中，尤其是大量研究在间歇性血液透析（intermittent hemodialysis, IHD）和连续性肾脏替代治疗（continuous renal replacement therapy, CRRT）中均证实治疗剂量与生存率之间存在相关性[4-10]之后，这两个变量的量化已经受到越来越多的关注。Ronco 等[5]开展的里程碑式的临床试验，首次将废液剂量作为 CRRT 的治疗标准。

在 RRT 中，剂量以体外装置所清除的代谢废物和毒素量来表示。实际操作中，剂量是代表性溶质清除率的量度。尿素（通常被认为是尿毒症毒素标记物）最常用于剂量的量化[11]，因为它是一种蛋白质分解代谢的指标，在肾衰竭患者体内蓄积。最初，这种基于溶质的方法主要用于衡量终末期肾病的患者的处方剂量。在这些患者中,这种方法的应用相对简单,并且与患者预后有着良好的相关性[4]。然而,当 CRRT 用于治疗危重症患者时,必须考虑其他可用于衡量治疗充分性和剂量治疗的指标[12]。通常,这些指标包括体外循环中的血流量以及置换液、透析液和废液流量。在一定的条件下,测量废液流量是一种简便、可重复的估算 CRRT 剂量的方法[13]。

考虑到进入体外循环的液体流速和液体溶质浓度,剂量的定义涵盖:目标剂量(处方剂量)、目标机器剂量、当前剂量、平均剂量、预期剂量、当前有效交付剂量和平均有效交付剂量[14]。从这些定义出发,可通过其效率、强度和效能来识别某种长期治疗模式。治疗效率或透析清除率概念的重要性在现有文献中并未得到充分强调,因为它通常包括在剂量问题中。同样,RRT 的强度和效能必须纳入透析"剂量学"的概念。

剂量的概念定义

尽管一些出版物提出了不同的定义和公式来计算 RRT "剂量"[15,16],但其他重要参数已经随着时间的推移而被逐步忽视。最近,一个多学科小组(命名法标准化联盟)标准化了所有的定义和公式以计算和描述 CRRT 剂量的多个组成部分[14,17]。从概念上讲,剂量可以表示为基于机器流量估算的剂量或基于溶质测量的剂量(图 1 和表 1)。

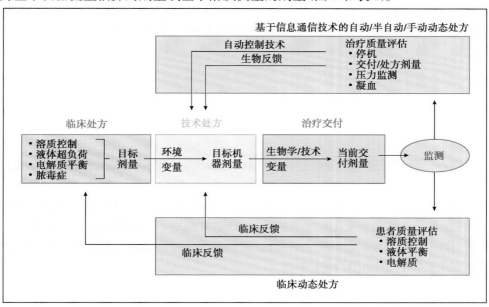

图 1   治疗处方、交付和监测。医生根据患者临床特征和特定患者急性 RRT 的临床适应证(如溶质控制、液体超负荷)所开具的目标剂量(红色框)。考虑到可能影响治疗交付的操作变量(如预期停机时间),医生通常在 RRT 机器中设定目标机器剂量(黄色框),这一剂量往往高于目标剂量。在治疗交付期间发生的生物学和技术变化(如凝血 / 堵塞或血液再循环)可以进一步增加理论设定的剂量和有效交付的剂量(当前交付剂量;绿色框)之间的差异。应仔细监测治疗期间获得的结果和达成的目标,并测量特定的治疗相关和患者相关的质量指标以根据患者需求不断调整治疗方案,即动态调节处方(蓝色框)。通过已用于最新一代 RRT 机器的生物或技术反馈功能,与治疗相关的质量指标可以触发目标机器剂量的自动、半自动或手动变化。异常的患者相关质量指标可能会促使医生重新评估患者的临床状况(并寻找另一个目标剂量)和 / 或重新考虑治疗能力以达到预期的临床目标(并寻找新的目标机器剂量)

表 1　评估 RRT 剂量所需的主要参数

参数	单位	说明	定义	用途
清除率：治疗效率	毫升每单位时间（ml/min）标准化患者体重（kg）：ml/(kg·h)	衡量治疗效率取决于所选择的参考分子、清除机制和管路运行特性	单位时间内清除血液中特定溶质的血液量（K）	用于比较相同模式下设置不同的 RRT 治疗
治疗强度	单位体积（ml 或 L）	效率 × 时间	累积的治疗时间内清除的产物	一定时间内清除的特定溶质的体积　当比较具有不同持续时间的 RRT 模式时，强度是比效率更合适的剂量测量方法
治疗效能	无量纲参数尿素氮的 Kt/V 是一个效能参数	强度与特定溶质的分布容积之比：如 Kt/V	在给定患者中通过给定治疗实现的特定溶质的有效清除水平	考虑到尿素分布容积等同于全身水量，故可根据尿素计算效能

基于机器流量估算的剂量

目标剂量（处方剂量）：是最初的 RRT 处方剂量。目标剂量（处方剂量）是特定患者在其特定状况下所需的清除率，代表处方医师希望实际交付给患者的清除量。临床回顾通常能准确地识别符合所需 RRT 效率的目标剂量。在文献中，前人已经做了许多努力来确定在每种特定临床条件下应该规定的理想目标效率[18,19]。

目标机器剂量：是医生在机器中设置的清除量。这是唯一一个可以在机器中设置的值（作为清除率或通过制订流量设置和 RRT 模式实现）。目标机器剂量可以在治疗期间进行修改，以减少目标剂量与平均有效交付剂量之间的缺口。

当前剂量：是根据体外回路中的瞬时流量计算的瞬时清除量。在停机期间，当前剂量为零。瞬时清除量通常通过测量瞬时废液量来计算，但是当考虑到所有不同类型的治疗模式时，这种估算就变得不确切了。因此，测量当前剂量的公式应考虑到可能借由半透膜限制扩散和对流清除机制的决定因素，包括例如置换液在滤器前稀释血浆所带来的影响。

平均剂量：是在总治疗时间（包括有效治疗时间和停机时间）以当前剂量计算的平均清除量。平均剂量通常高于平均有效交付剂量。

预期剂量：是在治疗结束时，患者在理论上应获得的加权平均清除量。如果在治疗期间目标机器剂量保持恒定，则预计剂量和平均剂量重叠。如果目标机器剂量调整，则预计剂量取决于当时所获得的平均剂量和新设定的目标机器剂量。预计剂量通常会高于平均有效交付剂量，因为在这一度量中没有考虑可变的停机时间。

基于溶质测量的剂量

当前有效交付剂量：是在治疗期间每一时刻观察到的瞬时清除量。与当前剂量不同，它是基于血液浓度测定的。当前有效交付剂量主要取决于具体的 RRT 模式、治疗设置以及其他在质量上和数量上影响清除量的技术和临床问题。这些问题包括：显示的和实际的血流量或废液流量之间的差异；血管通路的充分性；潜在的预充程序错误；膜表面积损耗（因凝血或空气滞留引起）；过滤器渗透性损耗（因透析膜凝血、沉积于膜内表面的蛋白质层或浓差极化引起）；由高滤过分数引起的滤器内过高的血细胞压积和血液黏稠度。

平均有效交付剂量：是提供给患者的临床相关（测量）清除量。它通过截止某一时刻前，治疗总时间内当前有效交付剂量的加权平均值。从上面的讨论中可知，平均有效交付剂量是治疗期间当前有效交付剂量的平均值。处方（目标）剂量和平均有效交付剂量之间的巨大差异主要存在于具有很大弥散成分的 RRT 模式中，例如连续性静脉—静脉血液透析和连续性静脉血液透析滤过[15]。

在理想的治疗中，当停机时间以及技术性和 / 或临床性中断不会影响透析治疗时，目标剂量、当前剂量、平均剂量、预计剂量、当前有效交付剂量和平均有效交付剂量是近似的。

剂量的实际定义：如何设定和衡量 CRRT 剂量

在实际操作中，CRRT 剂量指单位时间内所能清除掉溶质的血液量，通常被定义为体外循环效率[14]。透析期的效率代表在设定时间段内所能清除掉某一溶质的血液体积，即溶质清除率（K）。它可以表示为血容量与时间的比率（ml/min、ml/h、L/h 等），并且通常将其标准化为理想的患者体重[ml/（kg·h）][5]。效率取决于所选择的参考分子（分子量大小）、清除机制（弥散、对流或两者兼具）和管路运行特性（即流量和过滤器类型）。它可用于比较相同治疗模式（即连续性静脉 - 静脉血液滤过、连续静脉 - 静脉血液透析、连续性静脉 - 静脉血液透析滤过等）下，采用不同设置和操作特性的 RRT 治疗之间的差别。

在实践中，效率通常用于 CRRT 期间的初始处方制订、监测和剂量动态调整。根据上述剂量概念模型，CRRT 的效率可以通过测量体外循环中的流量来估算，也可作为溶质瞬时或平均清除水平的标志物。

为了简化 CRRT 效率在日常临床实践中的应用，当处方医师制订溶质清除剂量时，废液流量被认为是可接受的替代物。但是，只有在满足以下条件时，CRRT 效率和基于废液流量的剂量才会一致：

- 尿素被认为是溶质清除的标志；
- 考虑了尿素动力学的单池模型；
- 尿素氮生成率可忽略不计；
- 治疗期间肾功丧失且无变化；
- 透析液被血中的弥散性溶质完全饱和[20]；
- 在治疗过程中，尿素的筛选系数恒定为 1（不考虑蛋白质层、极差浓度和膜凝血）；
- 不考虑吸附作用；
- 患者液体容量仅受治疗影响，其随时间的变化完全取决于净超滤率；
- 血浆密度等于 $1kg/dm^3$（1g = 1ml）。

基于现有的最佳证据[8,9]，目前急性肾损伤改善全球肾脏病预后组织（Kidney Diseases Improving Global Outcomes，KDIGO）临床实践指南[21]建议，无论选择何种治疗模式，亦无论置换液的前稀释与后稀释比例如何，均以 20 ~ 25ml/（kg·h）的废液流量为默认的 CRRT 剂量（尿素清除率）。因此，对于典型的小分子量溶质，默认的 CRRT 交付剂量应为 20~25ml/（kg·h）。

这一概念模型的实际应用使得以下几种剂量定义可用于临床实践中的 CRRT 管理：目

标效率(处方效率)、目标机器效率、当前效率、平均效率、预期效率、当前有效交付效率和平均有效交付效率。

目标效率(处方效率): 根据文献[21],医生决定其患者的最佳治疗剂量是 25ml/(kg·h)。

目标机器效率: 考虑到重症监护室(intensive care unit,ICU)的平均停机时间,医生设定机器中的液体流量和治疗模式,使目标机器效率达到 35ml/(kg·h),以便在治疗结束时使平均有效交付效率与目标效率持平[25ml/(kg·h)]。

当前效率: 机器仅根据瞬时流量计算出每一时刻的当前效率。当前效率为零可帮助医生识别停机时间。

平均效率: 机器可根据总治疗时间和每一时刻计算的当前效率计算平均效率。在治疗的某个时刻,如果平均效率等于 25ml/(kg·h)(目标效率),医生可以假定患者未达到治疗预期,因为此度量中没有考虑可变的停机时间。

预期效率: 基于在特定时刻之前获得的平均效率和设定的目标机器效率,机器可估算出在治疗期结束时(24 小时)理论上将达到的剂量。在治疗过程中的某一特定时刻,如果预期效率小于 25ml/(kg·h)(目标效率),医生可以假定患者在治疗结束时无法达到治疗预期。

当前有效交付效率: 医生即刻测量血液和/或废液中溶质标记物的浓度并计算实际血液清除量。事实上,医生经常发现该值与当前效率存在差异,这是因为流量测量中的技术问题限制了测量的准确性。

平均有效交付效率: 基于上述讨论,平均有效交付效率是治疗期间当前有效交付效率的平均值。人们已经进行了许多尝试来实际量化平均有效交付效率[11,13,22,23]。然而,当利用尿素的血液浓度来衡量交付效率时,所需的动力学和代谢假设是不充分的,因为危重症患者的极度不稳定性会导致新陈代谢和液体状态的快速变化。对于接受 CRRT 治疗的 ICU 患者,临床上无法准确测量平均有效交付效率[24]。

在理想的治疗中,当停机时间以及技术性和/或临床性中断不会影响透析治疗时,目标效率、当前效率、平均效率、预期效率、当前有效交付效率和平均有效交付效率是相同的。

除了最初的处方制订之外,CRRT 期间效率也常用于剂量处方的监测和动态调整。例如,低于目标剂量的预期剂量会促使医师增加目标机器剂量以避免患者治疗不足的危险。目前可用的 CRRT 机器具有先进的软件,能够安全、正确地提供基于机器流量估算的剂量。这些工具可用于监控目标的实现情况,并通过提供自动提示/警报或预设修改建议来动态调整处方。它们将提高 CRRT 治疗的安全性,避免治疗中断及不必要的停机,从而使 CRRT 更加高效地运行[25]。如今,手动、授权或自动反馈技术已应用于慢性透析机,未来,它们也应在新一代的 CRRT 机中得以推广[25]。

类似地,一个测量的、基于溶质的当前有效交付效率显著低于(估算的、基于液体流量的)当前剂量会促使医生重新考虑 CRRT 模式、血管通路和抗凝治疗方案等问题,或者计划更换滤器。此外,处方效率可以根据患者需求的变化和质量措施的反复评估来调整。医生可以根据患者的临床状况和需求调整或适配 CRRT 效率。随着临床、生理和/或代谢状态的变化,医生可相应增加或减少废液流量[26]。根据患者的需要,应至少每 24 小时或更频繁地评估处方效率。

最后,考虑到肾功能不全的患者往往需要多次治疗,在评估超过单次或 24 小时治疗患者的实际交付剂量时,应考虑治疗频率。可以通过量化的治疗强度来监测处方 CRRT 剂量随时间变化的交付情况[26]。强度可以通过"效率 × 时间"的乘积来定义。在实际操作中，强度表示在一定时间段内清除掉溶质的血容量，它可以表示为 ml 或 L。当比较不同治疗时间的 RRT 模式时，强度是比效率更合适的衡量指标。例如，尽管 CRRT 的瞬时效率低而 IHD 的瞬时清除率高（效率高），但与 3 小时的 IHD 相比，CRRT 的长时间使用可提高治疗强度。

与效率的情况一样，强度实际上可以表示为目标（处方）强度、目标机器强度、当前强度、平均强度、预期强度、当前有效交付强度和平均有效交付强度。

尽管强度允许在不同治疗方式之间进行比较，但由于其不涉及需要清除的溶质池大小，因此无法提供从患者体内清除的废物溶质真实数量的信息。

交付剂量对溶质控制的影响

在给定治疗时间内，特定患者对特定溶质的有效清除可以用 CRRT 效能来表示。效能可用治疗期间得到清除的血液体积与该溶质的分布体积之比来表示。实际操作中，效能是一个无量纲数，在数值上可被定义为强度与特定溶质的分布体积之比。

与效率类似，效能实际上可以表示为目标效能（处方效能）、目标机器效能、当前效能、平均效能、预期效能、当前有效交付效能和平均有效交付效能。

在实践中，在对基于尿素的 CRRT 效率和强度进行评估后，由于尿素体积分布等于全身体液量，故可据此计算效能。然而，当以尿素为标记物时，无法准确测量 ICU 的 CRRT 的效能。这是因为欠稳定的新陈代谢状态、普遍的高蛋白质分解代谢率、不稳定的体液容量、典型危重症急性肾损伤者的残余肾功能等客观因素，协同影响了效能的精确测量。

此外，不同于"尿毒症毒素"的其他溶质可能被用作危重症患者的治疗目标，特别要注意的是，在用这些标志物评估 CRRT 功效时必须考虑其分布容积。例如，由于肌红蛋白的分布容积等于细胞外液（约为尿素分布容积的三分之一），在挤压综合征患者需行 CRRT 清除肌红蛋白时，如果以尿素为标志物来量化 CRRT 功效，则无法达到理想治疗效果。但是，如果临床医生希望对特定溶质（如肌红蛋白）的治疗功效进行精确的量化，则必须测量该溶质的平均有效交付效率，废液流量的近似值和基于液体流量的估算值将不再适用。此时，应计算平均有效交付强度（效率 × 时间），并根据相应溶质的强度和分布容积计算出平均有效交付效能。

最后，应该强调的是，CRRT 剂量的处方设定和交付可能对临床治疗的其他方面产生不良影响，包括清除特定溶质和药物可能引起的不良反应。例如，对特定溶质（如尿素）高效能的体外循环治疗设定也将对具有相同跨膜清除率和分布容积的其他溶质（如一些抗生素）产生同样的高效能。因此，在给予抗生素和其他重要药物治疗时，必须考虑 CRRT 效能的影响。

对于具有相同的分布容积的 2 种不同溶质，特殊的膜性能可能有助于医生拉开同一治疗方式下两者的效能差异。例如，如果 CRRT 的目标是清除中分子或大分子物质（如肌红蛋白），采用高截留膜可以在保持相同溶质跨膜清除力的情况下，允许医师设置比使用高通量膜时低效的治疗方式。对于具有与肌红蛋白类似清除率和分布容积的溶质（如晶体），可以在保持肌红蛋白清除力的情况下降低治疗效率，从而降低改变血清离子组成的风险。

影响 CRRT 剂量交付的主要因素

处方剂量和交付剂量之间的差异是 CRRT 应用于危重症患者的常见问题[18,27]。减少剂量交付的主要因素包括：限制血流的血管通路问题、不充分的抗凝、临床治疗冲突引起的治疗时间缩短、滤器前置换液（前稀释）导致的剂量减少。处方 RRT 剂量的交付不足通常是由血管通路相关问题或治疗时间缩短引起的（如过滤器凝血相关低血压引起的透析时间缩短）[25]。在紧急设置中，CRRT 处方剂量和交付剂量之间的差异出现的更频繁，通常也更严重[2]。最近的研究分析了这种差异，结果显示，过滤器凝血是导致治疗停机和剂量不足的主要原因[28]。高比例的滤器前置换液流量，特别在低血流量时，可导致明显的剂量不足。在 <150ml/min 的低血流量且使用前稀释时，为达到 25ml/（kg·h）或更高的治疗剂量所需的高置换液流量将导致交付剂量的大幅度降低[2]：在前稀释的连续性静脉 - 静脉血液滤过模式下，溶质清除力下降程度可高达 30%~ 40%[29]。此外，过滤膜不显著的进行性堵塞也常常导致 CRRT 交付剂量减少。定期监测废液与血浆中尿素浓度的比值是监测这一问题的有效方法[30]。在显著液体超负荷的患者中，随着尿素分布容积增大，交付剂量将逐渐减少[25]。在设定和调控一个独立 CRRT 处方时，对于没有经验的观察者来说，上述这些问题虽经常出现但往往并不明显，因此必须时刻牢记于心。

剂量监测的质量指标

由于危重症患者在病例组合和疾病敏感度方面差异显著，CRRT 剂量必须适合特定的临床条件，并动态适应特定患者的敏感度、生理学和代谢谱变化[26]。目前仍不确定固定剂量或静态剂量是否适用于临床病程变化难以预测的危重症患者。

虽然已有一些高质量的多中心随机试验致力于明确危重症患者 RRT 交付剂量和预后的相关性[8,9]，但其中大多数仅对固定剂量处方进行了评估。此外，尽管处方目标剂量是固定的，但仍应考虑无法预测的平均有效交付剂量范围。目标剂量与交付剂量之间的差异应作为监测 CRRT 剂量交付的质量指标，给予常规量化。

接受 CRRT 的危重症患者的治疗质量已被认为是临床和研究的重点。实际上，尽管一些组织（如急性疾病质量倡议组织或 KDIGO）已经努力定义能够衡量 CRRT 充分性的工具，但在 CRRT 治疗的质量和安全方面仍存在许多挑战，特别是剂量处方设定、剂量交付和溶质控制方面。为了标准化常规处方以确保 CRRT 治疗更可靠地交付，也为了实现持续质量改进的目标，建议对 ICU 实施的每一个 CRRT 进行常规质量评估[26]。

2016 年，急性疾病质量倡议组织针对 CRRT 剂量的几个方面提出了 4 项标准质量评估指标：交付清除量、交付剂量与处方剂量之比、有效治疗时间和溶质控制[26]。

新型整合性 CRRT 技术和临床电子健康记录应被用于床旁即时测算，以便规律、可靠地计算上述质量评估指标并报告患者状态和治疗运行情况[25]。

这些质量指标必须合理地纳入日常治疗，以指导医生、护士和技术人员对个体患者的 CRRT 处方进行动态调整。药剂师、营养师和其他卫生保健服务提供者也应利用质量评估数据来指导药物（如抗生素）和营养支持（如热量、蛋白质、微量营养素）处方的制订和调整。这些努力是指导精准 CRRT 处方制订、最大限度地遵守循证医学及实现治疗基准目标的重要机制。

与此同时,应在业务层面对 CRRT 质量评估指标进行汇总报告,以促进更广泛的质量改进活动和 CRRT 相关运营管理的进步。最后,CRRT 质量评估指标还应被纳入更大的管理数据库或 CRRT 质量登记系统,以进一步开发、验证和完善质量评估措施,为经验丰富的 CRRT 机构和正在制订新 CRRT 计划的医生设定基准目标。

(何荃　译,魏萌、陈蕾　校)

参考文献

1　Ricci Z, Romagnoli S, Villa G, Ronco C: Modality and dosing of acute renal replacement therapy. Minerva Urol Nefrol 2016;68:78–86.

2　Clark WR, Leblanc M, Ricci Z, Ronco C: Quantification and dosing of renal replacement therapy in acute kidney injury: a reappraisal. Blood Purif 2017;44:140–155.

3　Cerda J, Ronco C: Modalities of continuous renal replacement therapy: technical and clinical considerations. Semin Dial 2009;22:114–122.

4　Eknoyan G, Beck GJ, Cheung AK, Daugirdas JT, Greene T, Kusek JW, et al: Effect of dialysis dose and membrane flux in maintenance hemodialysis. N Engl J Med 2002;347:2010–2019.

5　Ronco C, Bellomo R, Homel P, Brendolan A, Dan M, Piccinni P, et al: Effects of different doses in continuous veno-venous haemofiltration on outcomes of acute renal failure: a prospective randomised trial. Lancet 2000;356:26–30.

6　Ricci Z, Ronco C: Renal replacement II: dialysis dose. Crit Care Clin 2005;21:357–366.

7　Ronco C, Cruz D, Oudemans van Straaten H, Honore P, House A, Bin D, et al: Dialysis dose in acute kidney injury: no time for therapeutic nihilism – a critical appraisal of the Acute Renal Failure Trial Network study. Crit Care 2008;12:308.

8　Bellomo R, Cass A, Cole L, Finfer S, Gallagher M, Lo S, et al: Intensity of continuous renal-replacement therapy in critically ill patients. N Engl J Med 2009;361:1627–1638.

9　Palevsky PM, Zhang JH, O'Connor TZ, Chertow GM, Crowley ST, Choudhury D, et al: Intensity of renal support in critically ill patients with acute kidney injury. N Engl J Med 2008;359:7–20.

10　Schiffl H, Lang SM, Fischer R: Daily hemodialysis and the outcome of acute renal failure. N Engl J Med 2002;346:305–310.

11　Garred L, Leblanc M, Canaud B: Urea kinetic modeling for CRRT. Am J Kidney Dis 1997;30(5 suppl 4):S2–S9.

12　Villa G, Ricci Z, Romagnoli S, Ronco C: Multidimensional approach to adequacy of renal replacement therapy in acute kidney injury.

Contrib Nephrol 2016;187:94–105.

13　Ricci Z, Bellomo R, Ronco C: Dose of dialysis in acute renal failure. Clin J Am Soc Nephrol 2006;1:380–388.

14　Neri M, Villa G, Garzotto F, Bagshaw S, Bellomo R, Cerda J, et al: Nomenclature for renal replacement therapy in acute kidney injury: basic principles. Crit Care 2016;20:318.

15　Lyndon WD, Wille KM, Tolwani AJ: Solute clearance in CRRT: prescribed dose versus actual delivered dose. Nephrol Dial Transplant 2012;27:952–956.

16　Clark WR, Turk JE, Kraus MA, Gao D: Dose determinants in continuous renal replacement therapy. Artif Organs 2003;27:815–820.

17　Villa G, Neri M, Bellomo R, Cerda J, De Gaudio AR, De Rosa S, et al: Nomenclature for renal replacement therapy and blood purification techniques in critically ill patients: practical applications. Crit Care 2016;20:283.

18　Vesconi S, Cruz DN, Fumagalli R, Kindgen-Milles D, Monti G, Marinho A, et al: Delivered dose of renal replacement therapy and mortality in critically ill patients with acute kidney injury. Crit Care 2009;13:R57.

19　Joannes-Boyau O, Honore PM, Perez P, Bagshaw SM, Grand H, Canivet JL, et al: High-volume versus standard-volume haemofiltration for septic shock patients with acute kidney injury (IVOIRE study): a multicentre randomized controlled trial. Intensive Care Med 2013;39:1535–1546.

20　Fleming GM: Renal replacement therapy review: past, present and future. Organogenesis 2011;7:2–12.

21　Kidney Disease: Improving Global Outcomes (KDIGO): KDIGO clinical practice guideline for acute kidney injury. Kidney Int 2012;2(suppl 1):1–138.

22　Casino FG, Lopez T: The equivalent renal urea clearance: a new parameter to assess dialysis dose. Nephrol Dial Transplant 1996;11:1574–1581.

23　Himmelfarb J, Evanson J, Hakim RM, Freedman S, Shyr Y, Ikizler TA: Urea volume of distribution exceeds total body water in patients with acute renal failure. Kidney International 2002;61:317–323.

24 Zhang Z, Ni H, Fan H, Li D, Xu X: Actually delivered dose of continuous renal replacement therapy is underestimated in hemofiltration. ASAIO J 2013;59:622–626.

25 Cerda J, Baldwin I, Honore PM, Villa G, Kellum JA, Ronco C: Role of technology for the management of AKI in critically ill patients: from adoptive technology to precision continuous renal replacement therapy. Blood Purif 2016;42:248–265.

26 Bagshaw SM, Chakravarthi MR, Ricci Z, Tolwani A, Neri M, De Rosa S, et al: Precision continuous renal replacement therapy and solute control. Blood Purif 2016;42:238–247.

27 Venkataraman R, Kellum JA, Palevsky P: Dosing patterns for continuous renal replacement therapy at a large academic medical center in the United States. J Crit Care 2002;

17:246–250.

28 Claure-Del Granado R, Macedo E, Soroko S, Kim Y, Chertow GM, Himmelfarb J, et al: Anticoagulation, delivered dose and outcomes in CRRT: the program to improve care in acute renal disease (PICARD). Hemodial Int 2014;18:641–649.

29 Troyanov S, Cardinal J, Geadah D, Parent D, Courteau S, Caron S, et al: Solute clearances during continuous venovenous haemofiltration at various ultrafiltration flow rates using Multiflow-100 and HF1000 filters. Nephrol Dial Transplant 2003;18:961–966.

30 Macedo E, Claure-Del Granado R, Mehta RL: Effluent volume and dialysis dose in CRRT: time for reappraisal. Nat Rev Nephrol 2011;8:57–60.

Jorge Cerdá, MD, MS, FACP, FASN
Clinical Professor of Medicine, Albany Medical College, CDRP
62 Hackett Boulevard
Albany, NY 12209 (USA)
E-Mail jorge.cerda@nycap.rr.com, cerdaj@amc.edu

第5章　连续性肾脏替代治疗的技术与模式

Marlies Ostermann

Department of Critical Care, King's College London, Guy's and St Thomas' NHS Foundation Hospital, London, UK

摘要

在过去的40年中,连续性肾脏替代治疗(continuous renal replacement therapy, CRRT)已经从早期单纯的肾脏支持发展成为多器官功能支持的现代治疗方式。CRRT主要通过弥散和对流原理清除溶质,常用模式包括连续性静脉-静脉血液滤过、连续性静脉-静脉血液透析、连续性静脉-静脉血液透析滤过和缓慢连续性超滤。其主要优势在于维持机体代谢稳定、减少渗透压波动、提供持续平稳的良好液体管理以及保持血流动力学稳定。CRRT通常与其他形式的体外生命支持系统相结合,包括体外膜肺氧合和CO_2去除、心室辅助装置及肝脏辅助技术。尽管CRRT机器在设计、安全性和功能方面都有了改进,但其不良反应和缺陷仍然存在。为实现基于患者需求的真正个体化的CRRT,技术的进一步突破及医疗机构与机器研发企业之间更密切的合作必不可少。本章回顾总结了CRRT各个方面的生理学原理及其在临床实践中的应用。此外,为了更加贴近个体化CRRT治疗的目标,本章亦讨论了CRRT现有的不足及可能的技术解决方案。

引言

连续性肾脏替代治疗(continuous renal replacement therapy, CRRT)最初是为血流动力学不稳定而不能耐受标准间歇性血液透析(intermittent haemodialysis, IHD)治疗的急性肾损伤(acute kidney injury, AKI)患者(以前称为急性肾功能衰竭)开发的一种替代疗法。几十年来,CRRT从最初基于维持性透析机的改良型技术设备发展至如今专为危重症患者设计的技术设备,其应用范围亦得到了巨大的扩展。在许多中心,CRRT被当作AKI患者的一线治疗方法。

本文聚焦于CRRT的不同治疗模式,着重介绍了CRRT的基本概念及其在重症监护病房中的应用,并讨论了目前存在的不足以及未来可能的发展方向。

生理原理

CRRT 主要通过弥散和对流两种方式清除溶质,吸附也在其中起一定作用。目前 CRRT 的治疗模式有连续性静脉 - 静脉血液滤过(continuous veno-venous haemofiltration,CVVH)、连续性静脉 - 静脉血液透析(continuous veno-venous haemodialysis,CVVHD)、连续性静脉 - 静脉血液透析滤过(continuous veno-venous haemodiafiltration,CVVHDF)和缓慢连续性超滤(slow continuous ultrafiltration,SCUF)[1,3](表 1)。尽管腹膜透析也是 CRRT 的形式之一,但不在本文讨论的范围。

表 1　连续性肾脏替代治疗模式

参数	CVVH	CVVHD	CVVHDF	SCUF
描述	基于对流原理且仅使用置换液的模式	基于弥散原理并利用透析腔内逆流透析液实现溶质跨膜转运的模式	基于弥散和对流两种原理并以透析液和置换液同时清除溶质的模式	在不超过血浆再充盈速率的条件下缓慢而恒定地清除血浆中水分的模式
主要清除方式	对流	弥散	弥散 + 对流	对流
废液成分	超滤液	透析液 + 超滤液	透析液 + 超滤液	超滤液
血流量	100~250ml/min	100 ~ 250ml/min	50~200ml/min	100~250ml/min
透析液	否	是	是	否
透析液流量	–	15~60ml/min	15~30ml/min	–
置换液	是(滤器前和/或后)	否	是(滤器前和/或后)	否
置换液流速	15~60ml/min	–	10~30ml/min	–
中分子清除	+	++	++	+

CVVH,连续性静脉 - 静脉血液滤过;CVVHD,连续性静脉 - 静脉血液透析;CVVHDF,连续性静脉 - 静脉血液透析滤过;SCUF,缓慢连续性超滤

血液透析是基于弥散原理进行的,血液反向流经浸泡于无菌透析液中的中空纤维[1-3],溶质经半透膜进行双向交换,交换效率取决于溶质的分子大小、浓度梯度、膜截留特性和交换时间。透析液和血液之所以呈反向流动,是为了将两者间的浓度梯度最大化。考虑到液体的清除,治疗中增加了超滤环节。

血液滤过是在对流原理的基础上,通过半透膜产生的压力梯度将血浆中水分和溶质经膜孔清除[1,3]。置换液于滤器前和 / 或后输注,以补偿额外丢失的液体和电解质。血液透析和血液滤过可以间歇或连续、单独或联合地进行。

弥散对小分子物质[小于 500 道尔顿(dalton,Da)],包括小分子电解质(K^+,PO_4^{3-},Ca^{2+},Mg^{2+})在内,具有更高的清除效率。对流则对大分子物质(500 ~ 5 000Da)的清除更有效。对流产生的超滤液具有与体液相同的溶质成分。

由于血液中的分子卡顿或黏附在半透膜上,吸附原理也有助于溶质清除。治疗中,半透膜对某种分子的吸附将逐渐达到饱和。这一过程具有时间依赖性,在更换滤膜后,吸附能力也将得以更新。部分抗生素和炎症细胞因子即是通过吸附原理而清除的。

临床实践

　　与 IHD 相比,CRRT 的一个重要优势在于避免渗透活性物质的波动并提供更好的代谢稳定性[4,5](图 1)。此外,从清除多余液体以维持正常血容量状态到根据患者动态需求给予个体化液体治疗,CRRT 技术为液体管理提供了一套独特的工具[6]。与 IHD 相比,CRRT 可以更加缓慢地清除血管内的溶质和液体,使组织间液和细胞内液有足够的时间再充盈血管腔,从而减少低血压的发生风险。在这种情况下,容量状态的剧烈变化和血流动力学的不稳定得以避免。最后,CRRT 还能达到更高的清除剂量。然而,尽管存在上述潜在优势,但必须强调的是,截至目前,随机对照试验和观察性研究均并未证实 CRRT 在重要的临床预后方面优于 IHD,且在大多数患者中,CRRT 和 IHD 被认为是等效的[4]。

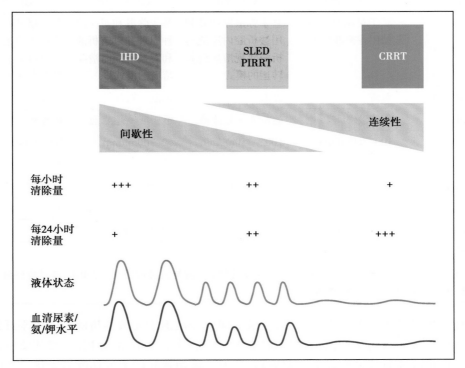

图 1 不同肾脏替代治疗方式的疗效。IHD,间歇性血液透析;SLED,缓慢延长性血液滤过;PIRRT,延长间歇性肾脏替代治疗;CRRT,连续性肾脏替代治疗

　　2016 年,急性透析质量倡议共识会议(Acute Dialysis Quality Initiative,ADQI)聚焦"精准 CRRT",强调迫切需要在个体化的基础上应用 CRRT 技术。会议同时提出了"动态 CRRT"的概念,用以描述随危重病患者临床状态不断变化的治疗需求[6-8]。众所周知,在以下特定临床情况下,CRRT 是 AKI 首选的初始治疗[4,5,8]。首先,在急性脑损伤或暴发性肝衰竭时,与 IHD 相关的血液渗透压急剧变化可能导致医源性颅内压升高。其次,对于合并血流动力学不稳定和容量超负荷的高病敏性 AKI 患者,CRRT 可能具有更好的早期血流动力学耐受性和容量稳态控制力。最后,与 IHD 相关的血流动力学不稳定可能对肾脏功能恢复产生远期影响,可能诱发复发性肾损伤,但这与严格对照研究得出的结论不尽一致[9]。

官方指南建议对于那些难以耐受容量变化或渗透压 / 代谢波动的重症监护病房 AKI 患者优先使用 CRRT 而不是 IHD[4]，但对于 CRRT 的具体治疗模式没有官方建议。重症医学专家和肾病学专家更倾向于使用 CVVH，因为他们认为纯对流模式对于分子量较大的物质的清除优于 CVVHD。然而，一项纳入 15 名危重病人的前瞻性交叉设计试验表明，在使用聚丙烯腈膜过滤器且交付剂量为 35ml/(kg·h) 时，CVVH 和 CVVHD 对小分子和中分子的清除相似[10]。

CRRT 也推荐用于其他体外生命支持(extracorporeal life support，ECLS)治疗，包括体外膜肺氧合(extracorporeal membrane oxygenation，ECMO)或体外 CO_2 去除技术(extra-corporeal CO_2 removal，ECCO$_2$R)[8]。相反，将自主运动和康复作为治疗的优先考虑时，对于那些能够耐受容量和渗透活性溶质波动的患者，间歇性模式可能是更适宜的选择。

SCUF 主要在不超过血浆再充盈速率的前提下稳定清除液体，从而防止血流动力学不稳定。它主要用于伴或不伴肾功能障碍的难治性容量超负荷患者。

CRRT 与多器官支持系统的整合

非肾性 ECLS 技术的发展为需要 CRRT 的多器官衰竭患者提供了更多的治疗选择[8]。非肾性 ECLS 包括静脉 - 动脉或静脉 - 静脉 ECMO 和 ECCO$_2$R、心室辅助装置和体外肝脏辅助装置(extracorporeal liver assist devices，ELADS)。尽管 CRRT 与其他形式 ECLS 联合的治疗实践正在迅速增加，但仍然缺乏高质量的循证学证据支持。

ECLS 在呼吸衰竭中的应用

在接受静脉 - 动脉和静脉 - 静脉 ECMO 治疗的患者中，AKI 的发病率超过 70%，其中约 50% 需要肾脏替代治疗(renal replacement therapy，RRT)。在这种情况下，CRRT 精准的容量管理为持续的营养支持创造了条件，并可能缩短 ECMO 的持续时间。

RRT 滤器可直接与 ECMO 循环管路相连(集成系统)也可以通过单独建立静脉通路独立于 ECMO 循环(并联系统)。无论 RRT 循环是否接入 ECMO 循环，CVVH、CVVHD、CVVHDF 及 SCUF 这些模式均可实行。RRT 联合 ECCO$_2$R 的技术类似于 RRT 与 ECMO 联合，但在最佳方案上尚无明确共识。

ECLS 在心功能衰竭中的应用

可置入式左心室辅助装置(left ventricular assist devices，LVAD)可作为移植或急性心功能失代偿时的临时过渡治疗。如果需要 RRT，CRRT 是首选的方式，特别是由于心脏收缩功能取决于前负荷，故而精准的液体清除至关重要。一旦患者血流动力学稳定，并能耐受容量状态的波动，可过渡至 IHD。

ECLS 在肝功能衰竭中的应用

在肝病患者中，选择 IHD 还是 CRRT 通常是取决于患者的临床特点。两种方式无优劣之分，但是在血流动力学和代谢不稳定的患者中 CRRT 耐受性更好。由于 CRRT 对颅内压影响小，是暴发性肝衰竭首选方式[4]。ELADs 包括非生物型系统[即分子吸附再循环系统和成分血浆分离吸附系统(Prometheus)]和生物型系统(即通过充满人或动物肝细胞的生物反应器与血浆分离相结合的系统)。单通道白蛋白透析联合传统 CRRT 是可行的，并已被证明对因肝功能衰竭导致高血清胆红素水平高同时伴有 AKI 的患者有效。到目前为止，还没有可靠的证据表明这些新型的 ELADs 是否能改善患者的远期生存率，但正在进行的研究值得期待。

未来趋势展望

CRRT 技术随着新设备的应用和新技术的发展而持续进步。在临床实践中,硬件和软件的重要改进已经提高了 CRRT 治疗交付的安全性和有效性,包括停机剂量补偿、柠檬酸抗凝期间自动补钙以及循环压力曲线和液体平衡的持续显示[7]。然而,CRRT 相关的潜在风险仍然存在(表 2)。

表 2　连续性肾脏替代治疗的缺点

抗凝的需要以及相关副作用[出血(使用肝素时)、代谢性碱中毒(使用枸橼酸盐时)]
建立中心静脉通路的需要(置管相关风险及血流感染)
体温过低(掩盖发热)
电解质损耗(K^+、PO_4^{3-}、Ca^{2+}、Mg^{2+})
微量元素(特别是硒、铜、锌)的非必要清除
水溶性维生素(特别是硫胺素、叶酸、维生素 C)的非必要清除
必需和非必需氨基酸的非必要清除
抗生素的非必要清除
蛋白结合抗生素清除甚微
患者制动
费用昂贵

危重症患者的性质需要持续控制 CRRT 交付剂量、严格遵守处方、避免不良事件并最大限度地提高患者的耐受性[7,11]。手动、授权或自动反馈技术均可用于 CRRT,但在不同 CRRT 机器中存在差异。实现"动态 CRRT"所需的技术前提是将实时 CRRT 机器数据纳入动态生物反馈系统[7]。通过整合用于连续、实时评估剂量交付和持续液体评估的在线工具,CRRT 处方的自动调整将成为可能。

新生儿 RRT 的发展为儿童和成人 RRT 的进一步突破带来了希望[12]。最近,传统 CRRT 设备的性能在儿科治疗中呈现出问题,特别是在机器控制液体的精准度和体外循环血容量方面。然而,随着针对 AKI 新生儿的 CARPEDIEM 设备的成功开发[12],这些先进技术很可能扩展应用到儿童和成人 CRRT 领域,并促进体外循环容量更少的小型机器的研发。

尽管技术在不断进步,但必须谨记,目前用于"肾脏替代治疗"的设备只能提供最基本的"肾脏支持",即通过置换液或透析液来纠正酸碱和电解质紊乱[13]。容量负荷的纠正是通过单纯的静水压力梯度来实现,并且交付剂量不是根据个体的实际需要而制定的。此外,CRRT 不具有选择性,导致电解质、营养物质、药物和其他潜在重要物质的不必要损失。肾脏的重要功能,如血压控制、代谢平衡、内分泌功能和免疫调节作用尚未涉及。向中空纤维滤器中植入人类肾小管细胞的初步尝试困难重重,但开发同时拥有透析性能及肾小管细胞生物学功能的设备仍是人们不懈努力的方向[13]。

结语

CRRT 已从挽救 AKI 患者生命的治疗方法发展为现代重症治疗的关键组成部分。核心技术的进步提高了 CRRT 的安全性和有效性,但副作用和缺陷依然存在。随着技术的不断发展、更加小而安全且用户友好的设计、对 AKI 预后认识的提高以及临床治疗团队与机器研发企业之间更密切的合作，未来 AKI 患者的 RRT 治疗很可能实现真正的个性化并逐步转为患者的实际临床获益。因此，我们有理由相信，CRRT 的前景充满光明。

（严森辉　译，魏萌、陈蕾　校）

参考文献

1　Villa G, Neri M, Bellomo R, Cerda J, De Gaudio AR, de Rosa S, Garzotto F, Honore PM, Kellum J, Lorenzin A, Payen D, Ricci Z, Samoni S, Vincent JL, Wendon J, Zaccaria M, Ronco C; Nomenclature Standardization Initiative (NSI) Alliance: Nomenclature for renal replacement therapy and blood purification techniques in critically ill patients: practical applications. Crit Care 2016;20:283.

2　Neri M, Villa G, Garzotto F, Bagshaw S, Bellomo R, Cerda J, Ferrari F, Guggia S, Joannidis M, Kellum J, Kim JC, Mehta RL, Ricci Z, Trevisani A, Marafon S, Clark WR, Vincent JL, Ronco C; Nomenclature Standardization Initiative (NSI) Alliance: Nomenclature for renal replacement therapy in acute kidney injury: basic principles. Crit Care 2016;20: 318.

3　Schneider A, Ostermann M: The AKI glossary. Intensive Care Med 2017;43:893–897.

4　Kidney Disease: Improving Global Outcomes (KDIGO) Acute Kidney Injury Work Group: KDIGO clinical practice guideline for acute kidney injury. Kidney Int Suppl 2012;2:1–138.

5　Bagshaw SM, Darmon M, Ostermann M, Finkelstein FO, Wald R, Tolwani AJ, Goldstein SL, Gattas DJ, Uchino S, Hoste EA, Gaudry S: Current state of the art for renal replacement therapy in critically ill patients with acute kidney injury. Intensive Care Med 2017;43:841–854.

6　Murugan R, Hoste E, Mehta RL, Samoni S, Ding X, Rosner MH, Kellum JA, Ronco C; Acute Disease Quality Initiative (ADQI) Consensus Group: Precision fluid management in continuous renal replacement therapy. Blood Purif 2016;42:266–278.

7　Cerdá J, Baldwin I, Honore PM, Villa G, Kellum JA, Ronco C; ADQI Consensus Group: Role of technology for the management of AKI in critically ill patients: from adoptive technology to precision continuous renal replacement therapy. Blood Purif 2016;42:248–265.

8　Ostermann M, Joannidis M, Pani A, Floris M, De Rosa S, Kellum JA, Ronco C; 17th Acute Disease Quality Initiative (ADQI) Consensus Group: Patient selection and timing of continuous renal replacement therapy. Blood Purif 2016;42:224–237.

9　Chawla LS, Bellomo R, Bihorac A, Goldstein SL, Siew E, Bagshaw SM, Bittleman D, Cruz D, Endre Z, Fitzgerald RL, Forni L, Kane-Gill S, Hoste E, Koyner J, Liu K, Macedo E, Mehta R, Murray P, Nadim M, Ostermann M, Palevsky PM, Pannu N, Rosner M, Wald R, Zarbock A, Ronco C, Kellum JA; Acute Disease Quality Initiative Workgroup 16: Acute kidney disease and renal recovery: guideline report of the Acute Disease Quality Initiative (ADQI) 16 workgroup. Nat Rev Nephrol 2017;13:241–257.

10　Ricci Z, Ronco C, Bachetoni A, D'amico G, Rossi S, Alessandri E, Rocco M, Pietropaoli P: Solute removal during continuous renal replacement therapy in critically ill patients: convection versus diffusion. Crit Care 2006; 10:R67.

11　Clark WR, Neri M, Garzotto F, Ricci Z, Goldstein SL, Ding X, Xu J, Ronco C: The future of critical care: renal support in 2027. Crit Care 2017;21:92.

12　Ronco C, Garzotto F, Brendolan A, Zanella M, Bellettato M, Vedovato S, Chiarenza F, Ricci Z, Goldstein SL: Continuous renal replacement therapy in neonates and small infants: development and first-in-human use of a miniaturised machine (CARPEDIEM). Lancet 2014;383:1807–1813.

13　Forni LG, Darmon M, Schetz M: Renal replacement in 2050: from renal support to renal replacement? Intensive Care Med 2017; 43:1044–1047.

Marlies Ostermann

Department of Critical Care, King's College London

Guy's and St Thomas' NHS Foundation Hospital

Westminster Bridge Road

London SE1 7EH（UK）

E-Mail Marlies.Ostermann@gstt.nhs.uk

第6章 连续性肾脏替代治疗的液体管理

Raghavan Murugan·John A.Kellum

The Center for Critical Care Nephrology,CRISMA,Department of Critical Care Medicine,
University of Pittsburgh School of Medicine,Pittsburgh,PA,USA

摘要

连续性肾脏替代治疗(continuous renal replacement therapy,CRRT)最常见的适应证是液体管理——治疗或预防液体超负荷。与液体零平衡相比,液体正平衡或负平衡与一年死亡率及肾脏恢复之间存在相关性。液体正平衡和死亡率之间的关系是众所周知的,但值得关注的是液体负平衡(与液体零平衡相比)和死亡率之间也存在关联。因此,靶向并实现液体的精确平衡应是治疗的重中之重。CRRT 的液体清除速率取决于患者的严重程度——液体的清除指征及患者的耐受性,然而,相关问题目前尚未得到充分的研究。总体而言,我们既要避免治疗过度也要防止治疗不足——因液体清除过少或过多而错过治疗目标。最后,在肾脏替代治疗中,液体管理应与整体治疗密切配合,避免在制定处方时忽略了其他液体治疗导致的摄入或丢失。

液体稳态与危重症患者

液体失衡是连续性肾脏替代治疗(continuous renal replacement therapy,CRRT)最常见的适应证。在危重症患者中,液体失衡非常普遍,尤其是在伴有急性肾损伤的患者中,正或负液体平衡(fluid balance,FB)均较为常见。事实上,在重症监护病房中,正 FB 的患者高达 40%[1];在接受肾脏替代治疗(renal replacement therapy,RRT)的危重症患者中,超过三分之二的患者在 RRT 开始时存在液体超负荷。液体超负荷和长期预后(包括生存率)之间的关系尚不明确,但部分研究[2-4](并非所有研究[5])发现,正 FB> 体重的 10% 与短期死亡风险增加有关。显然,针对 FB 的观察性研究的一个主要的问题是易受液体治疗指征偏移的干扰[6,7]。然而,更令人担忧的是,大多数研究都将正 FB 的患者与负 FB 和零 FB 的患者合并后进行比较[8],或是没有控制那些易导致体液超负荷及其不良后果的发病前情况(如慢性肝病或心力衰竭)[9]。

一些观察性研究显示,高达30%的重症患者存在负FB[10],负FB与校正后的短期死亡风险降低有关[11],但也有其他研究并未发现此种关联[5]。对于急性呼吸窘迫综合征患者,有研究提倡液体负平衡以使其尽早脱离机械通气[5]。然而,另有分析显示负FB可能与远期损害有关,如神经认知功能障碍[12]。上述研究的不足之处在于使用正FB而非更接近生理状态的零FB作为对照。最近,在一项针对危重症患者的大型回顾性研究中,我们将暴露于正FB或负FB的患者分别与暴露于零FB的患者相比较,以明确它们是否与校正后的1年死亡率相关[13]。在18 084例危重症患者中,我们将FB分别为:负FB(<0%)、零FB(0至<5%)、正FB(≥5%)。结果显示,在倾向匹配后,正FB与零FB或负FB相比,都与死亡风险增加相关(30.3% vs 21.1% vs 22%;P <0.001)。

CRRT 的液体管理

在接受肾脏替代治疗的患者中,正FB被认为可引起肾组织水肿和结构紊乱从而影响肾功能恢复,继而诱发持续性肾脏损伤以及对RRT的依赖[14]。相比于正FB,负FB可使患者更早脱离RRT[11]。在针对危重症患者FB的研究中[13],我们发现RRT减弱了正FB和死亡率之间的相关性(正FB×RRT交互校正风险比范围0.43~0.89,P<0.001)。进一步,在接受RRT的患者中,我们将正FB或负FB与零FB相比较,明确他们是否与肾脏功能恢复相关。肾脏功能恢复被定义为1年时患者存活且不依赖于RRT。令人惊讶的是,结果表明,对于接受RRT的患者,无论是正FB(校正OR 0.98;95% CI 0.68~1.4)或负FB(校正OR 0.81;95% CI 0.43~1.55)都与其肾功能恢复无关。这些结果不同于先前研究,先前研究显示,透析起始阶段的液体超负荷与出院时[15]及1年内[16]的透析依赖有关。这些相互矛盾的结果提示我们有需要更好地理解FB对远期肾功能恢复的影响。

FB 是患者的治疗目标

我们应当把FB作为RRT患者的管理目标(图1)。事实上,对于许多(如果不是大多数)

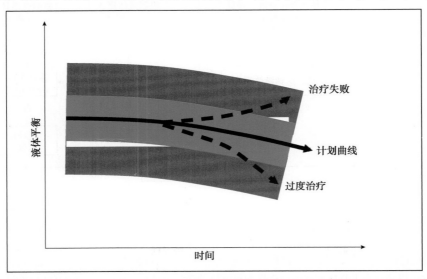

图1　液体平衡(FB)轨迹图。临床治疗遵循预期的FB轨迹。偏离轨道时应采取改善液体管理的策略。来源:www.adqi.net. Acute Dialysis Quality Initiative 12。经许可使用

危重症患者来说,FB 的重要性不亚于溶质控制。这是因为危重症患者行 RRT 的指征往往与液体管理有关,而非溶质控制。尤其是 CRRT,经常应用于液体超负荷管理(治疗或预防)。

我们在研究中发现[13],只有暴露于正 FB 超过 72 小时才与死亡率相关,提示 FB 和死亡率之间的相关性可能是时间依赖性的。在早期复苏过程中,用于挽救低血压和休克患者的液体可能降低与这种情况相关的死亡风险(如脓毒症休克)。然而,更长时间暴露于正 FB 则与损伤相关,因此,一旦低血容量和休克得以纠正,就要及时“停止复苏”[17,18](图 2)。上述发现表明,一旦出现液体超负荷,早期应用药物性或机械性(超滤设备)液体清除策略以达到正常血容量,可能降低远期死亡风险。

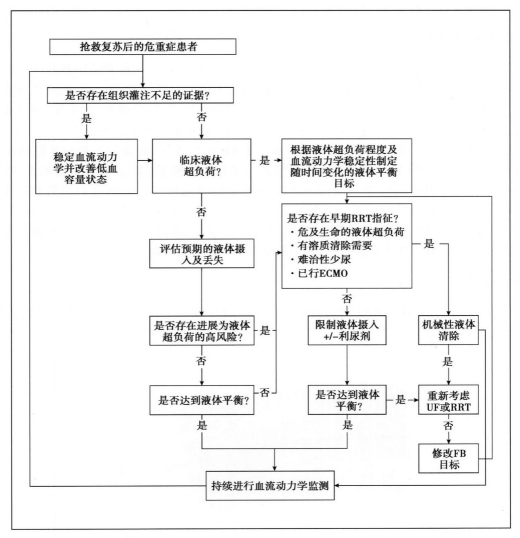

图 2　危重症患者的液体管理策略。机械性液体清除的地位。一旦低血容量得以纠正,就要避免液体超负荷。如果临床已出现或预期出现具有临床意义的液体超负荷,则需要对其进行量化。如果存在特殊的适应证,需考虑早期机械性液体清除。在治疗过程中,应监测血流动力学和血管内容量状态,并定期评估液体清除率和 FB 目标,以确保患者临床症状的稳定性和对液体清除的耐受性。在这一流程的任何时间点上,一旦需要有额外的溶质清除,都应考虑 RRT。ECMO,体外膜肺氧合;FB,液体平衡;RRT,肾脏替代治疗;UF,超滤

CRRT 液体管理原则

　　CRRT 可用于任何患者的容量控制。然而，为了达到精确的 FB，理解机器平衡和患者净 FB 之间的差异是至关重要的[19]。抗凝、净超滤和置换液流量的平衡决定着 CRRT 的机器平衡。这一机器平衡随后可加入患者净入量或随其调整，共同影响患者 FB。必须认识到，使用 CRRT 进行精确的液体管理，不仅需要考虑机器 FB 的动态变化，还需要将机器 FB 与患者 FB 的动态变化相结合。例如，如果临床医生只考虑了 CRRT 中液体的出入量，而没有考虑患者其他方面的液体输入量（如静脉输液）和输出量（如引流液的流失），将会导致患者的液体治疗失衡，使其面临液体超负荷或液体过度丢失的风险。因此，我们应该以固定的时间间隔（如 1~2 小时）评估机器和患者的 FB，并将两者结合起来评估机器 - 患者综合液体平衡（integrated balance，iBalance）。图 3 展示了两个不同时间点的机器 - 患者综合液体平衡的概念模型、iBalance 的概念及 iBalance 随时间的动态变化[19]。

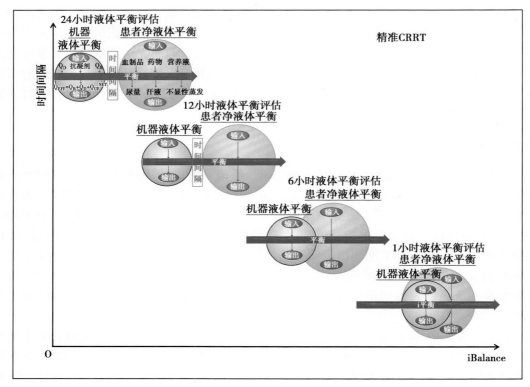

图 3　CRRT 精准液体管理的综合液体平衡（FB；iBalance）概念。机器 FB（灰色圆圈）取决于超滤、置换液流量和抗凝剂。患者净 FB（红色圆圈）为患者输入量（例如血制品、药物、营养液）及输出量（如尿量、汗液、不显性蒸发）的代数和。机器 - 患者综合 FB（iBalance；蓝色箭头）为机器和患者净 FB 之和，只有在频繁评估液体输入量和输出量以及 CRRT FB 机器参数（如每 1 ~ 2 小时一次）时才能实现。评估频率越高，时间间隔（垂直轴）越短，综合 FB（水平轴）越精确。资料来源：www.adqi.net. Acute Dialysis Quality Initiative 17。经许可使用

液体管理的生理指标和目标

是否启动 CRRT 清除液体应考虑以下因素：①为达到临床治疗目的需要清除的液体总量；②正在进行的液体管理需求以及净出入量；③血流动力学状态（血压、是否需要持续升压支持）；④需要从患者体内清除液体的速率；⑤清除溶质、纠正电解质紊乱或改善尿毒症状态的需求；⑥在特定医疗机构可获得的医疗资源。CRRT 提供了很大的治疗灵活性，因为液体清除的速率和总量可以根据患者的需求持续、安全地调整，同时允许透析机构支持患者的其他需求。

患者使用 CRRT 进行容量管理的需求取决于患者的基本特征、临床目标、疾病类型、病情严重程度及并发症。在 CRRT 开始时，应根据患者的血流动力学和容量状态指导液体管理。为达到器官支持的目的，CRRT 的参数应参照患者终末器官功能障碍的指标来动态调整。值得强调的是，在治疗中，反复对这些指标进行再评估是至关重要的。

限制液体清除的关键因素是血浆再充盈速率。在机械性液体清除的过程中，液体主要从血管腔内清除。血浆从组织间隙再充盈的速率将决定血管内血容量的变化率。如果超滤速率超过血浆充盈速率，则会导致血容量下降，继而出现血流动力学不稳定。因此，CRRT 的液体管理处方应考虑总体的液体清除目标（净脱水量）、清除率（在给定时间内清除液体的多少）、患者的容量状态及血流动力学稳定性。遗憾的是，目前尚无法简便预测血浆再充盈率，因此，我们推荐一种相对合理的方法——谨慎的"试错法"，即在开始时设置较低的液体清除率，然后逐渐向上调定到患者可耐受的程度。值得一提的是，再充盈率通常在 CRRT 第一次启动时较大，并在治疗的最初几小时后逐渐减小。

液体清除率

目前，关于 CRRT 液体清除率对各种临床预后的影响，我们仍知之甚少。对间歇性血液透析而言，液体清除率取决于液体清除总量和治疗时间。然而，对于 CRRT，液体清除率会随着一天中液体的摄入、流失以及患者耐受性的变化而波动。有证据表明，在 CRRT中，无论是临床医生处方设定的液体清除率，还是患者实际的液体清除率及清除量，都存在很大差异。虽然 CRRT 期间出现明显低血压与患者死亡率升高有关，但尚不清楚是否应在血流动力学不稳定时减慢或停止液体清除（例如，与使用升压药相比）。此外，液体清除率在一天内的大幅变化是否会对液体清除总量和患者的耐受性产生影响，目前也不清楚。

在实际操作中，我们建议预设一个全天的液体清除目标，然后通过滴定液体清除率实现这一目标。当给予其他治疗方法时（如输血、静脉输液、药物治疗等），可以适当地增加或降低液体清除率。此外，对于液体状态的评估也应是动态的。如果一个患者出现液体清除量过多的倾向，其清除率可在一天的治疗中逐步下调。相反，当液体清除率无法实现总 FB 目标时，可将其适当提高。

液体清除过程的监测

考虑到液体清除过程中的低血压及器官低灌注风险，需要密切监测患者的血流动力学状态以及对液体清除的耐受性。虽然已有许多静态和动态的监测技术，如红细胞比容（相对血容量)在线检测、生物电阻抗、脉搏及每搏量变异度等,但目前仍没有可充分预测液体清除相关低血压及液体清除充分性的可靠方法。因此,对于大多数患者而言,频繁监测血压并根据其变化调整液体清除率是极其必要的。

指令和图表

不同机构之间使用 CRRT 绘图和操作指令的习惯存在较大差异。在采用完全集成化的超滤控制技术之前(即以适应性技术为标准的时期),需要绘制每小时的总液体清除量图表,并调整液体清除率以补偿每小时的差异。随着现代 CRRT 机器的应用,这种差异逐渐缩小,不再需要每小时调整液体清除率。因此,我们既不建议绘制图表,也不推荐采取每小时"对账"的做法。相反,我们只是简单地设置液体清除率或参数,然后在一天的治疗过程中监测 FB 及患者的耐受性,以动态调整上述设置。

结论

无论在 CRRT 上机过程中还是下机后,FB 均是一个我们必须密切关注的重要指标。正 FB 的患者具有较高的 1 年风险调整死亡率,而这一相关性因 CRRT 的应用而减弱,提示 FB 在肾脏支持治疗的背景下更为复杂。此外,在接受 RRT 的患者中,FB 与肾脏恢复无关。值得注意的是,随着时间的推移,负 FB 患者与死亡率之间的相关性是可变的。CRRT 允许根据患者的个体需要灵活地滴定液体清除量以达到预期治疗目标。在 CRRT 过程中,精确的液体管理应将机器和患者 FB 高频率地整合起来,从而实现治疗方案的动态调整,有效防止液体超负荷。

(党喜龙　译,魏萌、陈蕾　校)

参考文献

1　Lowell JA, Schifferdecker C, Driscoll DF, Benotti PN, Bistrian BR: Postoperative fluid overload: not a benign problem. Crit Care Med 1990;18:728–733.

2　Vaara ST, Korhonen AM, Kaukonen KM, Nisula S, Inkinen O, Hoppu S, Laurila JJ, Mildh L, Reinikainen M, Lund V, Parviainen I, Pettila V; FINNAKI Study Group: Fluid overload is associated with an increased risk for 90-day mortality in critically ill patients with renal replacement therapy: data from the prospective FINNAKI study. Crit Care 2012;16:R197.

3　Fülöp T, Pathak MB, Schmidt DW, Lengvárszky Z, Juncos JP, Lebrun CJ, Brar H, Juncos LA: Volume-related weight gain and subsequent mortality in acute renal failure patients treated with continuous renal replacement therapy. ASAIO J 2010;56:333.

4　Goldstein SL, Currier H, Graf Cd, Cosio CC, Brewer ED, Sachdeva R: Outcome in children receiving continuous venovenous hemofiltration. Pediatrics 2001;107:1309–1312.

5　National Heart, Lung, and Blood Institute Acute Respiratory Distress Syndrome (ARDS) Clinical Trials Network, Wiedemann HP, Wheeler AP, Bernard GR, Thompson BT, Hayden D, deBoisblanc B, Connors AF Jr, Hite RD, Harabin AL: Comparison of two fluid-management strategies in acute lung injury. N Engl J Med 2006;354:2564–2575.

6　Lee J, Louw E, Niemi M, Nelson R, Mark R, Celi L, Mukamal K, Danziger J: Association between fluid balance and survival in critically ill patients. J Int Med 2015;277:468–477.

7　Murugan R, Kellum JA: Fluid balance and outcome in acute kidney injury: is fluid really the best medicine? Crit Care Med 2012;40:1970–1972.

8　Payen D, de Pont AC, Sakr Y, Spies C, Reinhart K, Vincent JL; Sepsis Occurrence in Acutely Ill Patients (SOAP) Investigators: A positive fluid balance is associated with a worse outcome in patients with acute renal failure. Crit Care 2008;12:R74.

9 Wang N, Jiang L, Zhu B, Wen Y, Xi XM: Flu-
   id balance and mortality in critically ill pa-
   tients with acute kidney injury: a multicenter
   prospective epidemiological study. Crit Care
   2015;19:371.
10 Alsous F, Khamiees M, DeGirolamo A,
   Amoateng-Adjepong Y, Manthous CA: Neg-
   ative fluid balance predicts survival in pa-
   tients with septic shock: a retrospective pilot
   study. Chest 2000;117:1749–1754.
11 Bellomo R, Cass A, Cole L, Finfer S, Gallagh-
   er M, Lee J, Lo S, McArthur C, McGuiness S,
   Norton R: An observational study fluid bal-
   ance and patient outcomes in the randomized
   evaluation of normal vs augmented level of
   replacement therapy trial. Crit Care Med
   2012;40:1753.
12 Mikkelsen ME, Christie JD, Lanken PN, Bies-
   ter RC, Thompson BT, Bellamy SL, Localio
   AR, Demissie E, Hopkins RO, Angus DC:
   The adult respiratory distress syndrome cog-
   nitive outcomes study: long-term neuropsy-
   chological function in survivors of acute lung
   injury. Am J Respir Crit Care Med 2012;185:
   1307–1315.
13 Balakumar V, Murugan R, Sileanu FE, Pa-
   levsky P, Clermont G, Kellum JA: Both posi-
   tive and negative fluid balance may be associ-
   ated with reduced long-term survival in the
   critically ill. Crit Care Med 2017;45:e749–

   e757.
14 Wald R, Quinn RR, Luo J, Li P, Scales DC,
   Mamdani MM, Ray JG; University of Toron-
   to Acute Kidney Injury Research Group:
   Chronic dialysis and death among survivors
   of acute kidney injury requiring dialysis.
   JAMA 2009;302:1179–1185.
15 Bouchard J, Soroko SB, Chertow GM, Him-
   melfarb J, Ikizler TA, Paganini EP, Mehta RL:
   Fluid accumulation, survival and recovery of
   kidney function in critically ill patients with
   acute kidney injury. Kidney Int 2009;76:422–
   427.
16 Heung M, Wolfgram DF, Kommareddi M,
   Hu Y, Song PX, Ojo AO: Fluid overload at
   initiation of renal replacement therapy is as-
   sociated with lack of renal recovery in pa-
   tients with acute kidney injury. Nephrol Dial
   Transplant 2012;27:956–961.
17 Rosner M, Ostermann M, Murugan R,
   Prowle JR, Ronco C, Kellum JA, Mythen MG,
   Shaw AD: Indications and management of
   mechanical fluid removal in critical illness. Br
   J Anaesth 2014;113:764–771.
18 Myburgh JA, Mythen MG: Resuscitation flu-
   ids. N Engl J Med 2013;369:1243–1251.
19 Murugan R, Hoste E, Mehta RL, et al: Preci-
   sion fluid management in continuous renal
   replacement therapy. Blood Purif 2016;42:
   266–278.

John A.Kellum,MD,MCCM
Professor of Critical Care Medicine
Medicine,Bioengineering,and Translational and Clinical Science
Director,Center for Critical Care Nephrology
Suite 220,3347 Forbes Avenue
Pittsburgh,PA 15213(USA)
E-Mail Kellum@pitt.edu

第 7 章　膜材料与吸附剂

William R.Clark [a]·Dayong Gao [b]·Anna Lorenzin [c]·Claudio Ronco [c,d]

[a] Davidson School of Chemical Engineering, Purdue University, West Lafayette, IN, and

[b] Department of Mechanical Engineering, University of Washington, Seattle, WA, USA;

[c] International Renal Research Institute of Vicenza (IRRIV), and [d] Department of Nephrology, San Bortolo Hospital, Vicenza, Italy

摘要

对于连续性肾脏替代治疗（continuous renal replacement therapy, CRRT），体外过滤器可帮助急性肾损伤（acute kidney injury, AKI）危重症患者实现溶质净化、液体清除以及对电解质和酸碱平衡的控制。CRRT 过滤器的滤膜几乎完全基于中空纤维设计，虽然它们改良自慢性血液透析领域，但经过持续改进现已具备 CRRT 所需的特殊性能。此外，随着临床实践的持续发展变革以及人们对扩大溶质清除谱的热切需求，这些装置在过去 40 年已有了长足的发展。对于一些危重症患者，可以尝试使用基于吸附的技术，更有针对性地清除一般 CRRT 难以清除的特殊化合物。吸附性血液灌流现已被更广泛地应用于危重症患者，尤其是那些脓毒症和全身性炎症患者。本章内容介绍了 40 年来 CRRT 滤膜和体外吸附剂在治疗患有 AKI 和其他疾病的危重症患者方面的进展。

引言

与维持性血液透析一样，为危重症患者提供体外治疗的基本要素是一台机器和一套一次性"耗材"。在连续性肾脏替代治疗（continuous renal replacement therapy, CRRT）中，上述耗材中的过滤器可帮助急性肾损伤（acute kidney injury, AKI）危重患者实现溶质净化、液体清除以及对电解质和酸碱平衡的控制。CRRT 中溶质和液体的清除是通过与普通血液透析相同的机制来实现的，即弥散、对流、吸附和超滤。CRRT 过滤器中的滤膜几乎完全基于中空纤维设计，虽然其来源于慢性血液透析领域，但经过持续改进现已具备 CRRT 所需的特殊性能。此外，随着临床实践的持续发展变革以及人们对扩大溶质清除谱的热切需求，这些装置在过去 40 年已有了长足的发展。

对于一些危重病人,可以尝试使用基于吸附的技术,更有针对性地清除一般 CRRT 难以清除的特殊化合物。尽管吸附性血液灌流已在某些急性疾病(如中毒)的治疗中使用了数十年,这种方法现在也更广泛地应用于危重症患者,尤其是脓毒症和全身性炎症患者。本章内容介绍了 40 年来 CRRT 滤膜和体外吸附剂在治疗患有 AKI 和其他疾病的危重症患者方面的进展。

CRRT 滤膜

总体考虑

过滤器及其滤膜是 CRRT 一次性耗材的重要组成部分。通常来讲,特定的 CRRT 机器有其特定的耗材,其中包括一个集成的高通量过滤器,也有一些"开放"系统允许耗材的互换。CRRT 体外循环中滤膜至关重要的原因有以下几点[1]:首先,因为滤膜在所有管路中与血液的接触程度最大,所以它是决定整体管路生物相容性的关键因素;其次,滤膜特性决定了 CRRT 过滤器的溶质清除和液体渗透性能。

虽然过去曾使用纤维素膜,但如今 CRRT 过滤器的滤膜几乎完全由合成材料制成。AN69 膜材料是丙烯腈和阴离子磺酸盐的共聚物,在 20 世纪 70 年代首次应用于慢性血液透析平板膜。从那时起,许多其他的合成膜被开发出来,包括聚砜、聚酰胺、聚甲基丙烯酸甲酯(polymethylmethacrylate,PMMA)和聚醚砜等,它们目前都已被运用于 CRRT。

从结构的角度来看,合成膜通常具有大于 20μm 的壁厚。这种膜包括一个非常薄(1μm或更小)且相对紧密的表层与血液接触,其余的壁组成一个更开放的支撑结构("基膜")。就溶质的清除而言,表层是滤膜中起分离功能的主要元件。内在结构上,聚砜膜是不对称的,而 AN69 和 PMMA 是对称的(即整个膜厚度均匀一致)。

合成(相对于纤维素)膜的一个显著特征是它们对血浆蛋白的吸附倾向[2]。当血液与体外滤膜接触,将导致血浆蛋白的瞬时非特异性吸附,形成一个"次级膜"。这一蛋白层主要由血浆中浓度最高的蛋白(如白蛋白、纤维蛋白原等)组成,改变了天然膜的渗透性。然而,某些膜也具有特异性吸附小分子量蛋白的特殊能力,包括数量与临床状态相关的炎症介质(详见下文)。

具体治疗考虑

滤器的具体类型,特别是表面积,是由所选的 CRRT 模式决定的。在广泛使用高 CRRT剂量的这 10 年之前,置换液和 / 或透析液流量以及血流量都相对较低,通常分别小于 1L/h和 125ml/min。基于这些参数,过滤器能在滤膜表面积小于 1.0m² 的条件下有效工作。然而,为了满足 Ronco 等[3]基于剂量试验建议的更高剂量的 CRRT 常规处方,制造商已研制了表面积更大的过滤器。具体来说,表面面积大于 1.5m² 的过滤器允许以可接受的 TMP 值在对流模式下(连续性静脉 - 静脉血液滤过或连续性静脉 - 静脉血液透析滤过)采用高超滤率并在连续静脉 - 静脉血液透析模式下最大化透析液中小分子溶质的饱和可能[4]。

CRRT 膜材料的组成、膜孔径大小和结构对小分子溶质的清除影响甚微,其清除能力主要由血流量、溶液流量和膜表面积决定。另一方面,膜材料和孔隙特性对清除较大分子量化合物,特别是多肽和蛋白质,起着重要作用。某些膜,特别是 AN69 和 PMMA,主要通过吸附来清除这些溶质。然而,既往的研究已经证明,这一现象有明显的时间依赖性,最初几小时之后的吸附清除效能尚不清楚。新开发的 AN69(oXiris)[5]不仅对低分子量蛋白具有吸附能力(由于表面积大),还因在制造中添加了特殊的聚合物涂层而对内毒素和其他带负电荷的化合物具有吸附能力(图 1)。

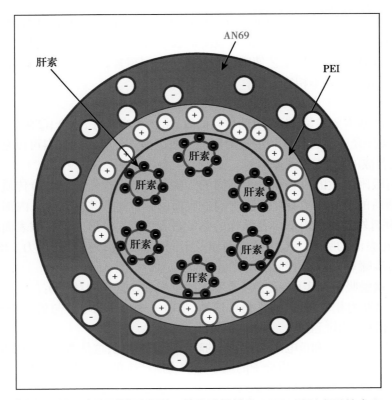

图 1　oXiris 中空纤维示意图。其基础材料为 AN69,通过离子结合和亲水相互作用对多肽和蛋白质具高亲和性。制造过程中使用带正电荷的聚合物(positively charged polymer,PEI)进行表面处理可以实现肝素的化学结合,还可以在治疗过程中更有针对性地从血液中吸附清除带负电荷的化合物(如内毒素)。(图片由 Baxter International 提供)

　　对于其他滤膜,包括普通聚砜膜,较大分子量化合物的清除主要通过对流或弥散实现。另一个相对较新的进展是聚砜基膜的加入,此类膜的平均孔径比普通高通量膜大得多[6]。即使血液接触后渗透率降低,这些膜的孔径仍可能导致临床相关白蛋白损失,特别是在对流模式下。因此,厂商建议只在弥散模式(连续性静脉-静脉血液透析)下使用此类滤膜。使用这种过滤器的基本原理是同时增强促炎和抗炎介质的消除,符合"峰浓度假说"。利用大孔径过滤器增强介质清除的临床意义以及大分子量化合物的吸附与跨膜清除问题,目前仍在持续争论中。

吸附剂

　　如上所述,在 CRRT 和其他大多数血液净化技术中,溶质的清除主要是通过弥散和对流来实现的。在这些治疗方法中,吸附作用仅限于低分子量多肽和蛋白质,而这些化合物的整体清除效果受膜有效表面积限制。尽管如此,由于某些溶质特性和透析膜结构的限制,吸附在为设备提供更大表面积和其他合适特性方面具有不俗的吸引力。事实上,基于吸附的血液净化疗法,以血液灌流为主要形式,可有针对性地清除那些一般 CRRT 技术无法清除的分子[7]。血液灌流使血液循环流入一个装有固体吸附剂的柱体,通过溶质分子与吸附剂颗粒的结合来实现净化作用。

　　在一些技术中,可先将血浆与细胞分离后再进入吸附柱。在经过吸附柱之后,血液重新混合,使红细胞、白细胞和血小板无需与吸附剂表面接触,避免了生物不相容反应。而在另一些方法中,采用特殊的涂层工艺使吸附颗粒被生物层覆盖,令吸附材料具有生物相容性或血液相容性,可减轻生物不相容现象。

吸附剂技术

　　吸附疗法的基本要求是:①吸附剂材料高效、生物相容性好、安全;②吸附柱设计和结构合理;③操作条件允许最大程度利用吸附剂的有效表面[8]。吸附剂材料可以是天然的(如沸石),也可以是合成的(如二乙烯基苯)。

　　多孔材料吸附溶质的过程可分为不同的步骤和机制:(a)外部(相间)传质,通过大量液体对流以及随后的薄膜或边界层至吸附剂外表面的弥散过程来实现;(b)内部(相内)传质,主要通过吸附剂外表面至内部多孔结构的弥散过程实现;(c)沿内部孔隙表面的表面扩散;(d)溶质在多孔表面的吸附。吸附的机制涉及不同性质的物理化学作用力。溶质的整体清除速率通常由步骤(b)或(d)控制[9]。

　　一旦分子接触吸附剂表面,就会涉及不同的化学和物理机制(图 2):

- 范德瓦尔斯力相对较弱,通常是可逆的,是由一个分子的电子与另一个分子的原子核之间的相互作用产生的。
- 离子键是由正电荷和负电荷离子之间的静电吸引产生的;这是离子交换树脂的典型特征。
- 疏水键是由吸附剂与溶质分子的疏水亲和力所产生的强结合力。

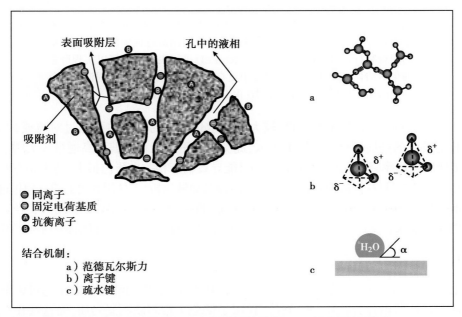

图 2　左:吸附相关的理化机制。右:不同类型的吸附力:(a)范德瓦尔斯力;(b)离子交换作用;(c)疏水键。经[9]许可转载

危重症中应用吸附的基本原理及特殊治疗模式

吸附剂血液灌流应用于药物中毒和其他原因的中毒已有多年的历史,其中有效的毒素清除是必不可少的。此外,血液灌流也作为一种辅助手段,用于清除血液透析不易清除的尿毒症分子。近年来,随着体液发病机制的提出,吸附剂在危重症、脓毒症和急性肾损伤患者中的应用有了理论基础。具体来说,由于上述疾病的病理生理学机制在许多情况下被认为是由循环中的分子引起的(如损伤相关分子模式、病原体相关分子模式),故旨在清除这些分子的体外治疗可能带来潜在获益[10]。人们可以使用选择性吸附剂来靶向吸附特定的分子。

这种基于广义血液净化概念的治疗方法为吸附剂和体外疗法的应用开辟了新前景,特别是在脓毒症领域。宿主对细菌入侵的细胞和体液免疫应答将导致一系列症状和器官紊乱,这一过程是由血浆和组织中存在的化学物质介导的。在 CRRT 过程中,不同炎症细胞因子(白细胞介素 -1、肿瘤坏死因子)和脂质介质(PAF)的清除速率和清除量受到滤膜通透性不足的限制。为克服这些限制,人们提出了高容量血液过滤和高截留膜。使用高截留膜的潜在获益及相关缺点(如白蛋白的过度漏出)正在研究之中。下面讨论了 3 种比较常用的基于吸附剂的治疗方法。

连续性血浆滤过吸附(continuous plasma filtration adsorption,CPFA)是一种将普通 CRRT 与吸附过程相结合的杂合性血液净化方式[11]。血浆由血浆分离器从全血中分离出来,并在吸附柱中循环。吸附环节结束后,血浆与血细胞重新混合,重组后的全血进行血液过滤或血液透析。该方法旨在强化清除普通 CRRT 技术无法有效清除的主要强亲水分子。其优点是避免了血液细胞与吸附剂的接触,在非选择性地清除掉不同的脓毒症相关介质后再注入内源性血浆,而不需要他人捐献的血浆。该技术在脓毒症患者中得到了广泛的应用,其结果表明该技术具有恢复血流动力学稳定性和免疫调节的能力。

一项前瞻性随机交叉试验比较了 CPFA 和 CVVH 在重症脓毒症患者中的临床和生物学作用,结果显示,CPFA 组可在治疗 10 小时后观察到明显的血流动力学改善[12]。该技术从血浆滤液中吸附了近 100% 的细胞因子。相比之下,CVVH 对单核细胞应答能力的修复仅是部分的,且明显延迟。在血流动力学方面,CPFA 组所有患者(基线 APACHE Ⅱ 评分 >20)的外周血管阻力均有所增加,以致 5 小时后血管升压素的需求显著降低,10 小时后稳定在较低水平。在 CVVH 组,未观察到血管升压素剂量的减少。这些数据表明 CPFA 可能使不稳定的脓毒症患者获得显著的血流动力学收益。

CytoSorb™ 是一个血液灌流装置,包含生物相容性好的高度多孔聚合物珠粒,用于捕获和吸附分子量在 0 至 10 ~ 50kDa 范围内的细胞因子[13]。这是欧盟第一个拥有特殊 CE 标记的体外细胞因子吸附柱。它广泛应用于血浆细胞因子浓度升高的临床情况下,其作用是降低毒性细胞因子水平,以预防或减轻器官衰竭和免疫抑制。该吸附柱目前正在脓毒症患者中进行临床试验,以明确其对患者短期和长期预后的真实临床作用。这种吸附柱的另一个应用是清除心脏手术患者体外循环中的细胞因子。

多黏菌素 -B(polymyxin-B,PMX)血液灌流用于内毒素清除的技术核心是采用与 PMX 共价结合的聚苯乙烯基纤维柱[14]。PMX 是一种有效的抗生素,可作为循环脂多糖(细菌内毒素的主要成分)的清道夫。由于内毒素是脓毒症中许多体液和细胞免疫应答的触发因素,可导致器官损伤和功能障碍,故而清除它是非常必要的。

从历史的角度来看,这种用于体外内毒素清除的 PMX 设备(TurayMixin:Toray Industries,日本)于多年前从日本引入,是脓毒症辅助治疗的代表。这种方法特别适用于循环内毒素水平高的革兰氏阴性菌相关感染性休克的治疗。自 1995 年起,日本将 PMX 作为脓毒症治疗的常规方法,迄今已有 50 000 余例患者接受治疗。

"Early Use of Polymyxin-B Hemoperfusion in Abdominal Sepsis(EUPAS)"是第一个基于 PMX 的多中心随机对照研究,它证实 PMX 能显著降低腹腔感染性休克患者的死亡[15]。随后,"Early Use of Polymyxin-B Hemoperfusion in Abdominal Sepsis 2(EUPAS 2)"创建了一个登记表,用于记录受严重脓毒症和脓毒症性休克影响并使用 PMX-B 直接血液灌流(PMX-B-based direct hemoperfusion,PMX-DHP)清除内毒素的危重脓毒症患者数据[16]。该登记表的目的是描述 PMX-DHP 在日常临床实践中的应用。最后,加拿大和美国还联合开展了一项多中心、随机临床试验——"Evaluating the Use of Polymyxin B Hemoperfusion in a Randomized controlled trial of Adults Treated for Endotoxemia and Septic shock(EUPHRATES)"[17]。初步结果已于近期公布,目前正在进一步分析 PMX-DHP 在脓毒症患者高内毒素亚组中的潜在治疗获益。

结语

在过去的 40 年里,无论从临床还是技术角度,CRRT 及其相关治疗都得到了长足的发展。在技术方面,CRRT 滤膜和基于吸附剂的血液灌流技术已从其他患者人群的治疗中改良应用于伴有 AKI 和其他疾病的危重症患者。随着患者特征的进一步改变和人们对这些疾病在病理生理学认识上的进步,CRRT 和吸附剂装置有望实现进一步的飞跃。

(魏萌　译,陈蕾　校)

参考文献

1　Huang Z, Letteri JJ, Ronco C, Clark WR: The membrane: size and material; in Kellum J, Bellomo R, Ronco C (eds): Handbook of CRRT, ed 2. London, Oxford University Press, 2016.

2　Ronco C, Clark WR: Hemodialysis membranes: state-of-the-art review. Nature Rev Nephrol, in press.

3　Ronco C, Bellomo R, Homel P, et al: Effects of different doses in continuous veno-venous haemofiltration on outcomes of acute renal failure: a prospective randomised trial. Lancet 2000;356:26–30.

4　Huang Z, Letteri JJ, Clark WR, Ronco C: Operational characteristics of continuous renal replacement therapy modalities used for critically ill patients with acute kidney injury. Int J Artif Organs 2008;31:525–534.

5　Honore PM, Jacobs R, Joannes-Boyau O, et al: Newly designed CRRT membranes for sepsis and SIRS – a pragmatic approach for bedside intensivists summarizing the more recent advances: a systematic review. ASAIO J 2013;59:99–106.

6　Villa G, Chelazzi C, Morettini E, et al: Organ dysfunction during continuous veno-venous high cut-off hemodialysis in patients with septic acute kidney injury: a prospective observational study. PLoS One 2017; 12:e0172039.

7　Clark WR, Ferrari F, La Manna G, Ronco C: Extracorporeal sorbent technologies: basic concepts and clinical application. Contrib Nephrol 2017;190:43–57.

8　Ronco C, Bordini V, Levin NW: Adsorbents: from basic structure to clinical application. Contrib Nephrol 2002;137:158–164.

9　Ferrari F, Clark W, Ronco C: Sorbents: from basic structure to clinical application; in Ronco C, Bellomo R, Kellum JA, Ricci Z (eds): Critical Care Nephrology, 3rd edition, pp. 1137–1153, 2018.

10　Bhan C, Dipankar P, Chakraborty P, Sarangi PP: Role of cellular events in the pathophysiology of sepsis. Inflamm Res 2016;65:853–868.

11　Brendolan A, Bellomo R, Tetta C, et al: Coupled plasma filtration adsorption in the treat-

ment of septic shock. Contrib Nephrol 2001;
132:383–390.

12　Tetta C, Cavaillon JM, Schulze M, et al: Re-
moval of cytokines and activated comple-
ment components in an experimental model
of continuous plasmafiltration coupled with
sorbent adsorption. Nephrol Dial Transplant
1998;13:1458–1464.

13　Taniguchi T: Cytokine adsorbing columns.
Contrib Nephrol 2010;166:134–141.

14　Antonelli M, Ronco C: Polymyxin B hemo-
perfusion in sepsis: growing body of evidence
and occasional conflicting results. Blood Pu-
rif 2015;39:I–II.

15　Cruz DN, Antonelli M, Fumagalli R, et al:
Early use of polymyxin B hemoperfusion in

abdominal septic shock: the EUPHAS ran-
domized controlled trial. JAMA 2009;301:
2445–2452.

16　Martin EL, Cruz DN, Monti G, Casella G,
Vesconi S, Ranieri VM, Ronco C, Antonelli
M: Endotoxin removal: how far from the evi-
dence? The EUPHAS 2 project. Contrib
Nephrol 2010;167:119–125.

17　Klein DJ, Foster D, Schorr CA, Kazempour
K, Walker PM, Dellinger RP: The EUPHRA-
TES trial (Evaluating the Use of Polymyxin B
Hemoperfusion in a Randomized controlled
trial of Adults Treated for Endotoxemia and
Septic shock): study protocol for a random-
ized controlled trial. Trials 2014;15:218.

William R.Clark,MD
Davidson School of Chemical Engineering,Purdue University
480 Stadium Mall Drive,Forney Hall Room G051
West Lafayette,IN 47907(USA)
E-Mail clarkw@purdue.edu

第8章 机器技术进展

William R.Clark [a] · Gianluca Villa [b] · Mauro Neri [c] · Claudio Ronco [c,d]

[a] Davidson School of Chemical Engineering, Purdue University, West Lafayette, IN, USA;
[b] Department of Health Science, Section of Anesthesiology and Intensive Care, University of Florence, Florence, [c] International Renal Research Institute of Vicenza (IRRIV), and [d] Department of Nephrology, San Bortolo Hospital, Vicenza, Italy

摘要

在过去的 40 年中,连续性肾脏替代治疗(continuous renal replacement therapy, CRRT)机器已经发展成为专为危重症而设计的设备。在本章中,我们首先介绍了这一演变的简要历史,重点强调了为解决急性肾损伤危重患者的特定需求而做出的改变。随后,我们讨论了 CRRT 机器技术发展的具体实例,包括用户界面、泵、压力监测、安全特性和抗凝能力。

引言

虽然连续性肾脏替代治疗(continuous renal replacement therapy, CRRT)技术最初是从维持性血液透析技术引用而来,但在过去的 40 年中,CRRT 机器已逐步演变为专为危重症设计的设备。在本章中,我们首先介绍了这一演变的简要历史,重点强调了为解决急性肾损伤危重患者的特定需求而做出的改变。随后,我们讨论了 CRRT 机器技术发展的具体实例,包括用户界面、泵、压力监测、安全特性和抗凝能力。

CRRT 机器的发展历史

在 Henderson 等[1]报道了使用中空纤维过滤器对终末期肾病患者进行血液滤过和超滤治疗的临床结果之后,Kramer 等[2]进而描述了一种采用类似中空纤维装置的改良性、无机器方案,用以治疗利尿剂抵抗的液体超负荷危重症患者。这个简单的系统,即连续性动脉 - 静脉血液滤过(continuous arterio-venous hemofiltration, CAVH)由动脉和静脉导管组成,通过导管与内含中空纤维束的血液滤过器相连——滤过压由血压和环境压力之间的压差产生。随着连续性动脉 - 静脉血液透析[3]和动脉 - 静脉缓慢连续性超滤[4]的应用,CAVH 的发展为急性肾衰竭危重症患者确立了一套完整的 CRRT 治疗方案。

随后，人们的兴趣逐渐转向开发包含血泵的 CRRT 系统。第一代静脉 - 静脉 CRRT 机器是基于维持性透析的普通血液透析设备开发的。这种机器的安全性较差，仅包括普通压力传感器、空气 / 泡沫探测器及透析液 / 废液管路上的漏血探测器。除此之外，这些机器没有或仅有简单的液体平衡系统，需要手动执行许多程序（如管路预充），且只有最基本的用户界面。

1994 年由 Gambro（后来被 Baxter 收购）引入的 Prisma 系统是 CRRT 的一个转折点，因为该装置是专为重症监护病房的连续治疗而设计的。该装置能够使用静脉注射级别的置换液和 / 或透析液以静脉 - 静脉（veno-venous，VV）模式开展所有方式的血液净化治疗，包括连续性静脉 - 静脉血液透析（continuous veno-venous hemodialysis，CVVHD）、连续性静脉 - 静脉血液滤过（continuous veno-venous hemofiltration，CVVH）和连续性静脉 - 静脉血液透析滤过（continuous veno-venous hemodiafiltration，CVVHDF）。在这一装置中，液体平衡通过比较每分钟使用秤测量的实际重量与基于处方的预期值来实现，并由闭环软件对泵速进行修正。另一方面，该系统允许的最大血流量和总废液流量仅分别为 180ml/min 和 5.5L/h。

Prisma 机器引爆了全球范围内集成化、专业化 CRRT 机器的开发热潮[5,6]。新一代机器包括 3~5 个泵及 3~4 个秤，能够处理 12 ~ 20L 的置换液或透析液，血流量可达 600ml/min。机器朝着更加自动化的趋势发展，旨在以更高的血流量和液体交换率满足所有肾脏支持治疗模式。此外，这些新开发的设备更加注重人的因素，尤以用户界面为著，试图提高安全性并改善治疗交付质量。许多新机器的另一个特点是能够进行辅助治疗，包括肝脏和呼吸支持[7]。最后，部分新机器还增加了一些特殊功能，如局部枸橼酸盐抗凝（regional citrate anticoagulation，RCA）等。

CRRT 机器技术领域的一个重大进步是最近召开的"术语标准化倡议"共识会议[8]。在这一会议的倡议下，临床医疗界和产业界成员相互协作，共同为急性肾损伤和其他疾病的危重症患者的透析治疗制定标准化术语。

现代化的 CRRT 硬件

图 1 显示了典型的现代 CRRT 机器的主要特征。下面将对这些机器的不同方面进行说明。

用户界面 / 屏幕

用户和现代机器之间的交互界面比早期版本的机器要精致复杂得多[9]。除了实际流量、运行时间和管路压力等基本治疗信息外，现代机器还可以连续提供关键参数的瞬时值和累积值，尤其是与液体平衡有关的参数。此外，治疗时间和废液量设定值与实际交

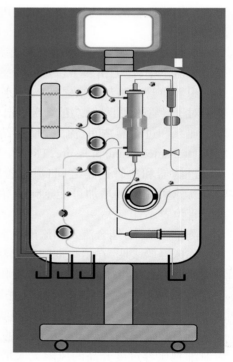

图 1　基于标准重量法的 CRRT 机器的基本组成。主要部件包括用户界面、输入 / 废液泵、管路、血泵、压力监测器和秤。安全方面包括一个废液漏血探测器、静脉壶 / 除气壶和静脉夹。改编自[8]

付值之间的差异可用于评估治疗的充分性。现在机器还提供许多及时的警报,包括那些与潜在不利的回路压力趋势(提示即将发生管路凝血)和更换液袋需求有关的警报。

从安全的角度来看,在过去 10 年中,一个重要的改进是软件的加入,它控制了实际运行与规定液体清除率间的偏差。更为新型的软件还可提醒用户评估报警所示偏差的发生原因以及可能出现的液体失衡程度。

循环泵与压力监测

任何 CRRT 设备都包含一系列控制血流量、废液、置换液和 / 或透析液的泵。Ronco 等[10]于 2000 年发表的文章证实,在 CVVH 后稀释模式下,相较于 20ml/(kg·h),以废液量为基础的治疗剂量达 35ml/(kg·h) 或更高时可改善患者生存率,鼓励制造商提供血流量至少可达 200ml/min 的系统。无论是在前稀释还是后稀释模式下,血流量在血液滤过处方剂量交付中的特殊重要性均得到一致强调。

体外循环中血流的流体力学

通过体外循环管路和滤器的血流特征可以用 Hagen-Poiseuille 方程[11]来描述,在该方程中,通过管路的液体流速和压降之间存在直接关系。血流阻力与血液黏稠度成正比,与管路(无论是管路还是滤器中的中空纤维毛细管)半径的四次方成反比。制造商将管路和过滤器中空纤维的尺寸设计在一个相对窄的范围内,以期在充分转运溶质及水的需求与避免过大压降、流动障碍及溶血相关的风险之间取得平衡。另一方面,受对流疗法所用的稀释模式和患者红细胞比容的影响,血液黏稠度可能发生很大变化(见下文)。

压力测量

现代 CRRT 回路中,压力监测在几个关键位置进行,既可提供绝对压力又可提供压力差。在血室中,压力由多个位置的传感器监测(图 1):

患者血管通路与血泵之间(流入管路):测量血泵从血管通路中抽出血液时产生的负压程度。对于导管来说,动脉端被纤维蛋白 / 血栓阻塞或者导管贴壁位置不佳均可导致负压过大。

血泵和过滤器之间(流入管路):结合流出管路压力,可测定(端到端的)过滤器压降和跨膜压(transmembrane pressure,TMP)。

过滤器和血管通路之间(流出管路 / 回路):结合流入管路压力,可测定过滤器压降和 TMP。这种压力的增加可能意味着导管的静脉端发生机械性阻塞,与血栓 / 纤维蛋白形成或导管位置不佳有关。

测量废液压,结合流入和流出血室压力,可以计算 TMP。

临床经验表明,在治疗期间过滤器压降的大幅增加主要是由于过滤器血栓形成(即中空纤维堵塞),而在治疗期间的 TMP 大幅增加主要与血 - 膜间相互作用有关,尤其是与蛋白沉积有关。对于后稀释 CRRT 模式(尤其是 CVVH),血液浓缩是这两种压力测量的重要考虑因素。过滤分数,一般定义为从流经滤器的血浆中清除的液体量与血浆流量的百分比,是一个衡量血液浓缩的指标。当后稀释的 CVVH 过滤分数大于 20%~ 25% 时,血液流经过滤器后血细胞比容过度升高的风险大大增加。除了浓缩红细胞外,血液黏稠度也随着血流阻力的增加而增加。此外,在这一过程中,血浆蛋白的浓缩促进了蛋白与膜的相互作用,降低了膜通透性[12]。基于上述原因,许多现代机器提供了过滤分数估算功能,以避免过度的血液浓缩。

大多数设备在治疗过程中提供过滤器压降和 TMP 的趋势分析,并在达到阈值时提醒用户更换管路,避免管路直接凝血导致的严重失血。此外,相对于特定管路使用早期的基线值,当输入负压（更负）或回输压（更正）的变化达到特定阈值时，系统也会向用户发出警报。

液体平衡

CRRT 处方的一个基本组成部分是设定患者的净脱水量。虽然 CRRT 机器采用不同的技术来实现液体平衡，但也有一些共同点。在所有液体平衡系统中，部件仪表（泵、秤、容积室）都有一个固有的误差（"公差"）。制造商通常将这些公差作为与特定规定值的偏差（+/-）。CRRT 系统的流体精度（"规格"）反映了与系统各部件相关公差的累积效应。液体平衡误差被定义为超出设备规格之外的不平衡（正或负）。

虽然大多数传统的血液透析机采用容积平衡（见下文），但 CRRT 最常用的是重量（基于秤）监测系统。根据已报道的流体精度规格，重量监测系统是最可靠的技术，特别是在长治疗周期中，发生累积液体平衡误差的风险可能很高。（然而，正如下面所讨论的，实际液体平衡不仅受到系统的精度规格的影响，还受到用户将系统应用于患者的方式的影响。）重量监测系统的一个基本方面是对废液以及置换液和／或透析液进行连续称重，以其质量累积或减少速率作为液体流速的替代。如前所述，机器软件会连续地分析这些秤的数据，设定值与实际（测量）值之间的任何差异都会引起基于伺服反馈机制的泵转速调整。该功能至少在一个系统（Aquarius；Nikkiso）中得到了进一步发展，该系统能够根据为患者设定的净液体平衡，自动补偿任何液体平衡差异。

虽然基于重量测量的液体平衡所带来的益处似乎已被广泛接受，但其仍存在特定的秤相关问题（校准、对环境因素的敏感性）以及用户需要管理大量袋装液体等缺点。此外，用户需要不断警惕潜在的流动障碍（如被夹住的液体管路）并及时响应警报。如上文所述，现代机器通过限制在特定的时间间隔内允许的累积液体不平衡量，来严格控制上述情况下产生的液体不平衡程度。

典型的容量式液体平衡系统由一系列平衡腔和阀组成。容量系统的液体精度规格通常包括一个百分比参数，该参数表示交换液体总体积的一定比例。在长时间的治疗过程中，由于没有连续比较预设的和实际的液体体积的反馈系统，因此可能出现较大的累积误差。另一方面，从用户角度来看，它的优势是不需要操纵大量袋装液体。此外，相对于重量监测系统，与液体相关的干预措施减少了。在美国，常用的容量式 CRRT 系统是 NXPASE System One。

抗凝

虽然最近提出了肝素作为 CRRT 抗凝剂的安全性问题，但肝素仍在很大比例的患者中使用，甚至包括一些出血风险较高的患者。尽管如此，RCA 的使用仍在持续增加，在过去的几年中，改善全球肾脏病预后组织（Kidney Disease Improving Global Outcome，KDIGO）共识组的建议可能加速了这一过程[13]。早期版本的 CRRT 机器通常没有合适的自带装置来支持这一方法，枸橼酸盐（通常是高渗形式）和钙往往通过外部泵输注。

部分最新一代的 CRRT 机器具有更安全、更有效地输注 RCA 的功能[14]。其特别之处在于，这种最新系统将一个输液泵集成到 CRRT 机器中，可在血泵之前输注液体。虽然这种泵可以输注任何溶液，但它最常用于输注高渗和等渗（"稀释"）的枸橼酸盐抗凝剂溶液。基于枸橼酸盐溶液的浓度，机器软件将枸橼酸盐输注速率与血流量相匹配，以达到血液中的目标枸橼酸盐浓度。

对于 Prismaflex 系统（举例来说），使用稀释的抗凝溶液是特别常见的。为达到预期抗凝效果所需的典型输注速率（至少 1L/h）增加了输送到血泵的总液体量（血液加抗凝剂溶液）。在这种情况下，枸橼酸盐溶液也可以作为置换液。旧的 CRRT 技术并没有考虑到这种混合现象——泵输送到过滤器的流量只是预设的血流量，反映了血液被稀释的程度。另一方面，

Prismaflex 系统软件可自动增加血泵速度,增加量相当于血泵前液体输注的速度。利用这种泵补偿功能,临床医生预设的血流量被实实在在地输送至过滤器。Prismaflex RCA 系统还集成了钙回输功能,可根据不同的治疗方法、过滤器和患者参数,通过设备软件调节钙回输速率,以平衡废液中的钙损失。

其他的系统如 multiFiltratePRO,在进行 CVVHD 或连续性静脉 - 静脉血液透析滤过治疗时,将高渗枸橼酸盐抗凝溶液作为稀释枸橼酸盐溶液的替代品。同样,该系统在软件中嵌入了特定算法,控制枸橼酸盐溶液输注速率与血液量的比例,并以类似的方式支持用户。由于这种情况下枸橼酸盐溶液输注速率远低于血流量,前稀释对清除率的影响可以忽略不计。过滤器远端的钙剂由附加的集成泵提供。后者由软件控制,持续保证废液和钙流速之间的正确比例。最后,高渗枸橼酸盐溶液所带来的相对较大的缓冲负荷将被透析液中的低碳酸氢盐浓度补偿。只要按适当的比例设定液体量,就能达到理想的酸碱状态控制[15]。MultiFiltratePRO 系统通过监测血液和透析液流速的比值对这一过程进行控制,令用户知晓超出预期范围的设置。

最后,Aquarius 系统具有额外的集成式枸橼酸盐泵和钙泵,它们被同步连接至血泵。软件算法可消除这两种溶液输注所带来的额外液体负荷。最近的一项调整不仅确保了这种自动耦合,还能在血泵速度发生改变时维持理想的枸橼酸盐溶液剂量。

结语

相比于微不足道的开始,在过去的 40 年里,CRRT 在临床和技术方面均有了长足的发展和进步。现在的机器设计将人的因素和用户友好作为重要的考虑因素,并将安全性作为首要考虑。进一步的发展将最有可能聚焦于软件完善和信息技术的应用,以便提供多种多样且日益复杂的治疗方法[8,16](图 2)。

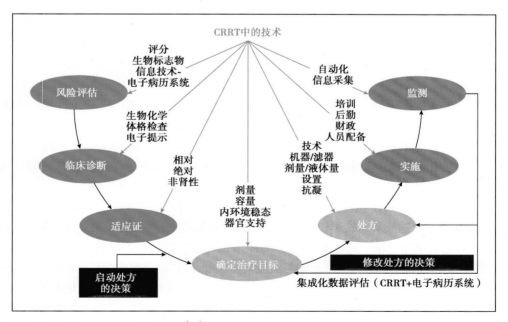

图 2 CRRT 的信息管理。转载自[16]

(张欢 译,陈蕾 校)

参考文献

1 Henderson LW, Besarab A, Michaels A, Bluemle LW: Blood purification by ultrafiltration and fluid replacement (diafiltration). Trans Am Soc Artif Intern Organs 1967;13: 216–221.

2 Kramer P, Wigger W, Rieger J, et al: [Arteriovenous haemofiltration: A new and simple method for treatment of over-hydrated patients resistant to diuretics]. Klin Wochenschrift 1977;55:1121–1122.

3 Ronco C, Brendolan A, Bragantini L, et al: Arteriovenous hemodiafiltration associated with continuous arteriovenous hemofiltration: a combined therapy for acute renal failure in the hypercatabolic patient. Blood Purif 1987;5:33–40.

4 Paganini EP, O'Hara P, Nakamoto S: Slow continuous ultrafiltration in hemodialysis resistant oliguric acute renal failure patients. Trans Am Soc Artif Intern Organs 1982;30: 173–178.

5 Ronco C: Evolution of technology for continuous renal replacement therapy: forty years of improvements. Contrib Nephrol 2017;189: 114–123.

6 Clark W, Villa G, Ronco C: Continuous renal replacement therapy machine technology; in Ronco C, Bellomo R, Kellum JA, Ricci Z (eds): Critical Care Nephrology, ed 3. pp. 853–860, 2018.

7 Schmidt M, Hodgson C, Combes A: Extracorporeal gas exchange for acute respiratory failure in adult patients: a systematic review. Crit Care 2015;19:99.

8 Villa G, Neri M, Bellomo R, et al: Nomenclature for renal replacement therapy and blood purification techniques in critically ill patients: practical applications. Crit Care 2016; 20:283.

9 Cerdá J, Baldwin I, Honore PM, Villa G, Kellum JA, Ronco C; ADQI Consensus Group: Role of technology for the management of AKI in critically ill patients: from adoptive technology to precision continuous renal replacement therapy. Blood Purif 2016;42:248–265.

10 Ronco C, Bellomo R, Homel P, et al: Effects of different doses in continuous veno-venous haemofiltration on outcomes of acute renal failure: a prospective randomised trial. Lancet 2000;356:26–30.

11 Clark WR, Ronco C: Membranes used for renal replacement therapy: state-of-the-art review. Nature Revs Nephrol, in press.

12 Huang Z, Gao D, Letteri JJ, Clark WR: Blood-membrane interactions during dialysis. Sem Dial 2009;22:623–628.

13 KDIGO Clinical Practice Guideline for Acute Kidney Injury: Anticoagulation. Kidney Int 2012;2:95–100.

14 Gattas DJ, Rabjhandari D, Bradford C, et al: A randomized controlled trial of regional citrate versus regional heparin anticoagulation for continuous renal replacement therapy in critically ill adults. Crit Care Med 2015 43: 1622–1629.

15 Morgera S, Schneider M, Slowinski T, et al: A safe citrate anticoagulation protocol with variable treatment efficacy and excellent control of the acid-base status. Crit Care Med 2009;37:2018–2024.

16 Clark WR, Garzotto F, Neri M, Lorenzin A, Zaccaria M, Ronco C: Data analytics for continuous renal replacement therapy: historical limitations and recent technology advances. Int J Artif Organs 2016;39:399–406.

William R.Clark, MD
Davidson School of Chemical Engineering, Purdue University
480 Stadium Mall Drive, Forney Hall Room G051
West Lafayette, IN 47907 (USA)
E-Mail clarkw@purdue.edu

第 9 章　连续性肾脏替代治疗的肾外适应证

Suvi T.Vaara [a]·Rinaldo Bellomo [a,b]

a Department of Intensive Care, Austin Hospital, and b The University of Melbourne, Melbourne, VI, Australia

摘要

连续性肾脏替代治疗（continuous renal replacement therapy,CRRT）除清除传统的尿毒症毒素外,还有许多潜在的适应证。这源于 CRRT 对中分子物质的清除能力及其对血流动力学不稳定患者的适宜性。人们对于应用 CRRT 清除循环中的血浆细胞因子从而进行免疫调节抱有极大的热情,以往将免疫调节作为 CRRT 启动适应证的报道也屡见不鲜。遗憾的是,最近来自随机对照试验的证据令人沮丧,这些证据不再推荐将 CRRT 用于免疫调节治疗。目前 CRRT 的适应证包括:当其他脱水手段效果不佳或失败时,对容量负荷耐受性差、液体负荷过重的患者行液体清除治疗;清除氨和肌红蛋白等毒素,或用于合并严重酸碱紊乱的二甲双胍相关乳酸酸中毒的纠酸治疗。其他可能的适应证包括清除摄入的毒物以及治疗极危重患者的肿瘤溶解综合征。

引言

连续性肾脏替代治疗（continuous renal replacement therapy,CRRT）除了是严重急性肾损伤（acute kidney injury,AKI）危重症患者治疗的基础外,还有许多其他潜在的适应证。与标准的间歇性血液透析（intermittent haemodialysis,IHD）相比,CRRT 具有清除中分子及大分子量（高达 50kDa）物质的能力（具体取决于所用的过滤器）。这一特性使其应用范围从传统的尿毒症毒素清除扩展到非尿毒症性化合物的清除,例如横纹肌溶解中的肌红蛋白或脓毒症中的细胞因子。而其过滤器向现代高通量过滤器的发展,促使透析和对流两种模式可同时应用于上述治疗目的。

在本章中,我们讨论了当代 CRRT 的主要肾外指征。这其中的很多情况可能与 AKI 并存,但 AKI 的严重程度并不需要接受 RRT 治疗。另外,本章还阐述了血流动力学不稳定患者启动连续治疗的基本原则。

肾外适应证的发生率

截至目前,已有 10 年没有针对肾外适应证的 CRRT 使用频率报道。在一项儿科注册研究中,纳入了 2000 年至 2005 年间的 344 名 CRRT 患者数据,其中非肾脏适应证(如尿素循环障碍等先天性代谢异常、毒物清除和肿瘤溶解综合征)占所有 CRRT 的 14.5%[1]。遗憾的是,CRRT 应用于成人肾外适应证的发生率尚未见报道,而儿童 CRRT 的数据不能简单推演至成年人群,因为成人的鸟氨酸循环障碍发生率非常低,且成人重症监护患者的疾病谱也与儿童大不相同。

在许多情况下,患者可能仅患有轻度的 AKI,并不需要 RRT,但其合并症却支持启动 RRT 治疗,这种情况(至少在过去)常见于脓毒症的免疫调节治疗。2000 年至 2001 年在 23 个国家中开展的"Beginning and Ending Supportive Therapy for the Kidney"观察性研究显示,13.6% 的病例将免疫调节作为启动 CRRT 的适应证[2]。2006 年在肾脏病和重症监护医生中进行的一项问卷调查称,59% 的受访者即使在患者无 AKI 的情况下也可能启动 RRT 治疗[3]。他们启动 RRT 的最主要原因为脓毒症以及不稳定患者的快速稳定[3]。然而,在这一问卷调查之后,CRRT 对脓毒症早期器官功能改善能力[4]和 CRRT 最佳剂量[5]的证据不断累积,这些证据可能已经促使临床医生的行为转向保守。

液体的清除

在《急性透析质量倡议共识报告》(第 17 版)中,专家建议根据患者实现液体平衡的需求和能力,决定是否使用 RRT 进行液体清除[6]。因此,如果血流动力学不稳定的患者无法耐受液体超负荷,如急性呼吸窘迫综合征或心力衰竭的患者,在其他脱水手段疗效不佳或起效的可能性不大时,无论其是否存在 AKI,均应考虑行 CRRT 治疗[6]。遗憾的是,尽管越来越多的证据证实 AKI 和非 AKI 患者的液体超负荷与不良预后之间存在相关性,但截至目前,在 AKI 和非 AKI 的危重症患者中,尚无将液体清除作为其 CRRT 特定适应证的临床试验。对于 ARDS 患者,基于使用利尿剂的保守性液体管理方案虽然并未改善患者的总体生存率,却缩短了患者的机械通气时间和 ICU 住院时间[7]。或许,对于已存在明显液体超负荷的高风险患者,采用 CRRT 这一更有效的液体清除手段是有益的。

内源性及外源性物质的清除

随着与 CRRT 机器相匹配的新型高通量、高截留量膜的应用,CRRT 可清除分子量高达 30 ~ 40kDa 的物质。然而,除了物质的分子量之外,膜对该分子的筛选系数也会影响其清除效果。研究表明,即使在体外,几种分子量小于 30kDa 的细胞因子的筛选系数也很低,这可能是因为过滤器表面形成了蛋白质层。所谓的超高通量膜允许清除高达 65kDa 的分子,但清除率有限。高通量滤器也能够通过扩散原理清除一些中等分子量的物质,如肌红蛋白(分子量大小为 17kDa)[8]。一般而言,通过 CRRT 清除与蛋白质高度结合(结合率 >60%~ 80%)的分子是低效且缓慢的。影响清除的其他因素还包括分子的分布容积、再分布以及潜在的内源性清除能力。

除了分子和过滤器的特性外,CRRT 血流速度也是清除能力的重要决定因素,因为它允许更高水平的滤过和对流[8]。此外,为了最大限度地清除物质,应使用较高的废液流量[8]，它的实际值往往超过了 AKI 治疗中推荐的 25ml/(kg·h)。不同模式的选择（透析、滤过或透析滤过）可调节中小分子之间的清除平衡。如果目标是清除小分子（分子量 <500 ～ 1 000Da），透析液流速应足够高，而对于中等大小的分子则相反，应将对流最大化，因为对于中分子物质而言，弥散清除的效率往往低于对流清除[8]。目前对于过滤器吸附作用的研究甚少，但药代动力学研究和一些关于细胞因子清除的研究证实，它可能在治疗最初（膜结合能力饱和之前）有助于某些物质的清除。因此，建议至少每 48 小时更换一次过滤器[8]。图 1 总结了 CRRT 期间与物质清除有关的因素。

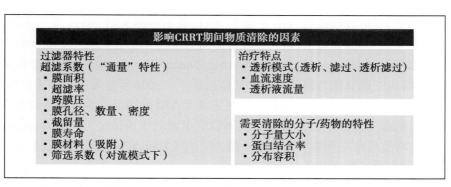

图 1　影响连续肾脏替代治疗（CRRT）期间物质清除的因素

重度乳酸酸中毒

在重度乳酸酸中毒患者中，严重的酸血症及其对血管张力的影响可能导致严重的血流动力学不稳定。此类患者对血管活性药物的反应可能很差。因此，对于血流动力学极不稳定的伴有高乳酸血症的重度酸中毒非 AKI 患者（如二甲双胍相关性酸中毒），启动 CRRT 治疗被认为是一种器官支持疗法，旨在纠正高乳酸血症和酸中毒、改善血流动力学的不稳定性[3]，尽管支持这种做法的证据尚薄弱。此外，一些研究表明，CRRT 对于乳酸的清除率相当低，当然，我们也必须考虑到该清除率的评估受内源性乳酸产生率的影响而变得极为复杂。

极度升高的乳酸水平往往可见于二甲双胍相关的重度乳酸酸中毒。这些患者可能表现为血浆 pH <7。虽然具有潜在肾功能不全或原发性 AKI（如与急性严重感染相关的 AKI）的患者更易出现二甲双胍相关性酸中毒（上述患者中有 74% 出现二甲双胍相关的乳酸性酸中毒[9]），但重度乳酸酸中毒患者并不一定伴发 AKI。如果患者乳酸水平超过 20mmol/L 或血浆 pH <7.0，或其他支持性治疗效果不佳时，建议启动 RRT 治疗二甲双胍相关酸中毒（推荐程度较低）[10]。如患者乳酸水平为 15 ～ 20mmol/L 或 pH 为 7.0 ～ 7.1，应考虑启动 RRT。如果患者存在休克状态、AKI、肝功能衰竭或意识水平下降，即使酸碱平衡紊乱较轻，也应考虑RRT[10]。

氨

血氨水平升高引起的神经系统症状可见于先天性氨代谢异常及肝衰竭患者。氨代谢紊乱中，以血氨含量高为主要问题，而 CRRT 能有效清除血氨，并逆转神经系统症状。先天性血氨代谢异常主要发生在新生儿，但在危重症尤其是接受高蛋白肠外营养的患者中，严重应激可表现为因部分酶类缺乏引起的潜在尿素循环障碍（这在健康人中不会出现）[11]。对于这些患者，CRRT 可以有效地清除血氨，其清除率与尿素的清除率相当。在急性和慢性肝衰竭中,除氨以外,CRRT 不能清除其他与蛋白质结合的大分子有毒物质,也无法纠正肝脏合成功能的下降。

肌红蛋白

在横纹肌溶解症中,源自受损肌肉的肌红蛋白浓度可达几十万 μmol/L。肌红蛋白可以阻塞肾小管,随后引起 AKI。尽管并非所有横纹肌溶解症患者都会发生 AKI,但肌肉大面积受损的患者罹患 AKI 的可能性很大,许多因横纹肌溶解症而入住 ICU 的患者在住院前已患有 AKI。横纹肌溶解症治疗的根本是限制肌红蛋白生成。传统上,积极的补液治疗已被用于防止肌红蛋白阻塞肾小管。然而,对少尿的患者进行补液时,除非遵循量出为入的原则,否则积极的液体疗法将会迅速导致液体超负荷。对于严重的横纹肌溶解患者,无论是否存在 AKI,治疗上应该考虑到应用 CRRT 清除肌红蛋白和额外的液体。有时,合并的高钾血症也需要启动 CRRT 治疗。遗憾的是,针对 CRRT 对横纹肌溶解症的治疗作用开展的以患者为中心的实效研究仍显著缺乏。

肿瘤溶解综合征

在与淋巴增生性肿瘤相关的化疗过程中,可发生包括尿酸、钾和磷酸盐在内的代谢废物的快速释放。尽管预防性的积极水化用于预防肾脏损伤,这些物质仍可能形成晶体阻塞肾小管,使患者罹患 AKI[12]。然而,自引入拉布立酶(一种重组尿酸氧化酶)以来,肿瘤溶解综合征的发病率已明显下降。在某些情况下,肿瘤溶解综合征的患者也会出现血流动力学不稳定性(如合并了败血症)的现象,此时,CRRT 可作为一个治疗选项,用以加强废物清除和容量管理。

外源性毒物

对于偶然或故意摄入外源性毒物(如锂、有毒醇、丙戊酸钠和水杨酸盐等)的患者,其临床中毒症状和血液中相应毒物的含量,决定了体外治疗和 CRRT 在此类疾病治疗中的作用[13,14]。IHD 能够极为快速地清除有毒物质,随后更快速地纠正中毒引起的症状和潜在问题[13]。因此,如果患者病情允许间歇性治疗,则 IHD 是首选的治疗模式。然而,对于某些毒物(如锂),透析将其从血液中高效清除后,在透析间期,血液内毒物浓度会发生反弹[15]。同样,对于严重的丙戊酸钠中毒,连续性血液滤过可以同时清除丙戊酸及其作用于尿素循环产生的氨[16]。在此类脑水肿风险高的患者中,CRRT 能够比 IHD 更好、更安全地清除丙戊酸和氨。

细胞因子的清除

在感染、组织损伤或缺血再灌注时,促炎性细胞因子的释放增加。这些促炎性细胞因子将导致器官衰竭,增加患者死亡率。因此,人们对使用 CRRT 清除细胞因子的可能性产生了极大的热情。初步研究发现,高容量血液滤过[定义为剂量大于 35ml/(kg·h)]可改善血流动力学并降低细胞因子水平[17]。这些令人鼓舞的研究结果促使上述策略在更大的重症脓毒症患者队列中得以研究。

研究结果表明,与未使用连续性静脉-静脉血液滤过(continuous veno-venous haemofiltration, CVVH)组相比,在脓毒症早期阶段尽早或预防性启动标准剂量的 CVVH[25ml/(kg·h)],不仅不会促进血浆细胞因子水平下降,事实上还会加重接受早期 CVVH 治疗的患者的器官衰竭程度[4]。另一项比较高容量血液滤过与标准容量血液滤过的研究在实验早期被叫停了,因为高容量血液滤过不仅没能降低患者死亡率或改善器官功能,还导致了血浆中抗生素的过度清除[18]。然而,该研究并未报告细胞因子水平[18]。此外,另一项在感染性休克伴 AKI 患者中开展的研究发现,高容量血液透析滤过[80ml/(kg·h)]与标准容量[40ml/(kg·h)]血液透析滤过相比,尽管在 0～24 小时内某些特定细胞因子的水平在高剂量组有所下降,但两者在 24 小时的细胞因子水平方面未见差异[19]。

然而,值得一提的是,上述所有试验均使用了截留量约为 30～35kDa 的标准过滤器。体外研究表明,更有效地清除细胞因子的方法是采用超高通量的过滤器进行高容量血液滤过。然而,与标准过滤器相比,使用超高通量过滤器进行的标准剂量 CVVH 治疗,尽管增强了循环中细胞因子的清除,但是并未导致循环中血浆细胞因子水平的显著降低[20],同时也未对核小体和 Toll 样受体产生影响[21]。循环中炎性细胞因子的动力学似乎非常复杂,使用非特异性的体外治疗来清除它们并没有产生可靠且有治疗价值的结果。因此,早期启动或采用高容量的 CRRT 尚未被证实对血浆细胞因子的水平有影响,也未显示出对脏器功能损伤的减轻作用,故不推荐使用。因此,从体外免疫调节中获益的尝试已经转向采用内毒素吸附过滤器的间歇性血液灌流,并且正在等待大型随机试验(多黏菌素 B 血液灌流用于感染性休克的安全性和有效性研究:EUPHRATES 试验,NCT01046669)的结果。

总结

当代 CRRT 的肾外适应证包括:当其他脱水手段效果不佳或失败时,对容量负荷耐受性差、液体负荷过重的患者行液体清除治疗;清除氨和肌红蛋白等毒素,纠正合并严重酸碱紊乱的二甲双胍相关乳酸酸中毒。在某些情况下,对肿瘤溶解综合征患者启动 CRRT 也可能是必要的。溶瘤综合征患者也可能需要 CRRT。对于可被透析清除的毒物中毒,IHD 因其快速清除毒物的能力而成为首选;然而,对于治疗间期可能出现浓度反弹的毒物,CRRT 可能是一种更安全的方法,或者可作为初始 IHD 治疗后的维持性治疗手段。此外,在某些血流动力学不稳定或脑水肿风险高的情况下,CRRT 应该被当作首选的治疗方法。最后,应用高容量血液滤过或标准剂量 CRRT 进行免疫调节并未得到随机对照试验证据的支持,故目前不作推荐。

(薛瑾虹 译,陈蕾 校)

参考文献

1　Fleming GM, Walters S, Goldstein SL, Alexander SR, Baum MA, Blowey DL, et al: Non-renal indications for continuous renal replacement therapy: a report from the prospective pediatric continuous renal replacement therapy registry group. Pediatr Crit Care Med 2012;13:e299–e304.

2　Uchino S, Bellomo R, Morimatsu H, Morgera S, Schetz M, Tan I, et al: Continuous renal replacement therapy: a worldwide practice survey. The beginning and ending supportive therapy for the kidney (B.E.S.T. kidney) investigators. Intensive Care Med 2007;33: 1563–1570.

3　Ricci Z, Ronco C, D'Amico G, De Felice R, Rossi S, Bolgan I, et al: Practice patterns in the management of acute renal failure in the critically ill patient: an international survey. Nephrol Dial Transplant 2006;21:690–696.

4　Payen D, Mateo J, Cavaillon JM, Fraisse F, Floriot C, Vicaut E: Impact of continuous venovenous hemofiltration on organ failure during the early phase of severe sepsis: a randomized controlled trial. Crit Care Med 2009; 37:803–810.

5　The RENAL Replacement Therapy Study Investigators, Bellomo R, Cass A, Cole L, Finfer S, Gallagher M, et al: Intensity of continuous renal-replacement therapy in critically ill patients. New Engl J Med 2009;361:1627–1638.

6 Ostermann M, Joannidis M, Pani A, Floris M, De Rosa S, Kellum JA, et al: Patient selection and timing of continuous renal replacement therapy. Blood Purif 2016;42:224–237.

7 Wiedemann HP, Wheeler AP, Bernard GR, Thompson BT, Hayden D, deBoisblanc B, et al: Comparison of two fluid-management strategies in acute lung injury. N Engl J Med 2006;354:2564–2575.

8 Bouchard J, Roberts DM, Roy L, Ouellet G, Decker BS, Mueller BA, Desmeules S, Ghannoum M: Principles and operational parameters to optimize poison removal with extracorporeal treatments. Semin Dial 2014;27: 371–380.

9 Seidowsky A, Nseir S, Houdret N, Fourrier F: Metformin-associated lactic acidosis: a prognostic and therapeutic study. Crit Care Med 2009;37:2191–2196.

10 Calello DP, Liu KD, Wiegand TJ, Roberts DM, Lavergne V, Gosselin S, et al: Extracorporeal treatment for metformin poisoning: systematic review and recommendations from the extracorporeal treatments in poisoning workgroup. Crit Care Med 2015;43: 1716–1730.

11 Machado MC, Pinheiro da Silva F: Hyperammonemia due to urea cycle disorders: a potentially fatal condition in the intensive care setting. J Intensive Care 2014;2:22.

12 Brochard L, Abroug F, Brenner M, Broccard AF, Danner RL, Ferrer M, et al: An official ATS/ERS/ESICM/SCCM/SRLF statement: prevention and management of acute renal failure in the ICU patient: an international consensus conference in intensive care medicine. Am J Respir Crit Care Med 2010;181: 1128–1155.

13 Ouellet G, Bouchard J, Ghannoum M, Decker BS: Available extracorporeal treatments for poisoning: overview and limitations. Semin

Dial 2014;27:342–349.

14 Ghannoum M, Roberts DM, Hoffman RS, Ouellet G, Roy L, Decker BS, et al: A stepwise approach for the management of poisoning with extracorporeal treatments. Semin Dial 2014;27:362–370.

15 Bellomo R, Kearly Y, Parkin G, Love J, Boyce N: Treatment of life-threatening lithium toxicity with continuous arterio-venous hemodiafiltration. Crit Care Med 1991;19:836–837.

16 Licari E, Calzavacca P, Warrillow SJ, Bellomo R: Life-threatening sodium valproate overdose: a comparison of two approaches to treatment. Crit Care Med 2009;37:3161–3164.

17 Bellomo R, Baldwin I, Cole L, Ronco C: Preliminary experience with high-volume hemofiltration in human septic shock. Kidney Int Suppl 1998;66:S182–S185.

18 Joannes-Boyau O, Honore PM, Perez P, Bagshaw SM, Grand H, Canivet JL, et al: High-volume versus standard-volume haemofiltration for septic shock patients with acute kidney injury (IVOIRE study): a multicentre randomized controlled trial. Intensive Care Med 2013;39:1535–1546.

19 Park JT, Lee H, Kee YK, Park S, Oh HJ, Han SH, et al: High-dose versus conventional-dose continuous venovenous hemodiafiltration and patient and kidney survival and cytokine removal in sepsis-associated acute kidney injury: a randomized controlled trial. Am J Kidney Dis 2016;68:599–608.

20 Atan R, Peck L, Visvanathan K, Skinner N, Eastwood G, Bellomo R, et al: High cut-off hemofiltration versus standard hemofiltration: effect on plasma cytokines. Int J Artif Organs 2016;39:479–486.

21 Atan R, May C, Bailey SR, Tanudji M, Visvanathan K, Skinner N, et al: Nucleosome levels and toll-like receptor expression during high cut-off haemofiltration: a pilot assessment. Crit Care Resusc 2015;17:239–243.

Prof.Rinaldo Bellomo
Department of Intensive Care and Department of Medicine, Austin Hospital
Studley Road
Heidelberg, VI 3084 (Australia)
E-Mail rinaldo.bellomo@austin.org.au

第10章　连续性肾脏替代治疗的技术并发症

Zaccaria Ricci [a]·Stefano Romagnoli [b]

[a] Department of Cardiology and Cardiac Surgery, Pediatric Cardiac Intensive Care Unit, Bambino Gesù Children's Hospital, IRCCS, Rome, and [b] Department of Anesthesiology and Intensive Care, Azienda Ospedaliero-Universitaria Careggi, Florence, Italy

摘要

连续性肾脏替代治疗(continuous renal replacement therapy, CRRT)常用于罹患严重急性肾损伤的危重症患者,可帮助此类患者进行溶质和容量控制,同时维持酸碱及电解质平衡。虽然 CRRT 对这些患者来说是一种挽救生命的治疗方式,但它仍是非生理性人工肾的代表,其治疗的潜在获益可能被相应的临床及技术副作用所削弱。CRRT 系统的不同部分都可能成为技术性并发症的来源。在 CRRT 实施过程中,血管通路功能障碍、凝血系统的激活、空气栓塞、热量损失和体温过低、液体平衡误差和免疫系统激活均是医护人员每天必须面对的问题。医护人员详细了解这些并发症和相关技术知识是其安全有效应对 CRRT 的基本要求。

引言

对于急性肾损伤(acute kidney injury, AKI)患者,一旦容量状态、血压及进一步的肾损伤因素得以控制,以连续性肾脏替代治疗(continuous renal replacement therapy, CRRT)为主的治疗将变得十分灵活。肾脏替代治疗应用于 10%~15% 的 AKI 危重症患者,其中,超过 75% 的患者将连续性治疗模式作为初始透析方案[1]。CRRT 通常在两种不同的临床状态下启动:一是符合绝对/紧急适应证时(如高钾血症、代谢性酸中毒、利尿剂抵抗型液体超负荷和尿毒症);二是符合非"典型"适应证时,例如,对于不可能或至少不能立即从重度 AKI 中恢复的患者,以避免容量超负荷、防止器官功能恶化(呼吸衰竭,组织水肿)以及维持酸碱/电解质失衡为目的个体化治疗[2]。鉴于这种以患者为中心的决策过程,临床医师对于 CRRT 治疗的获益不能盲目乐观,必须清醒地认识到,人工肾是质量有限的肾脏支持/替代方式,且 CRRT 的潜在获益可被其固有的副作用抵消[3]。这种副作用和并发症可以是临床性的(例如,由于有限且非选择性的清除能力故而仅能部分代替肾脏排泄功能、不完备的电解质调节作用、对药物、抗生素和营养物质的清除、肝素抗凝引起的出血效应、枸橼酸盐的代谢后果、血流动力学不稳定性等),也可能主要是技术性的。本章重点讨论上述与 CRRT 相关的副作用(表 1)。

表 1　技术并发症(详见正文)

并发症原因	并发症
血管通路	出血
	气胸
	血胸
	误穿动脉
	静脉和导管血栓
	血流减少(舒张期血流)
	动脉瘤
	空气栓塞
	血肿
	打折
	扭曲
	错位
	再循环
过滤器寿命及效率(凝血和蛋白质层沉积)	费用
	血液流失
	护理负担加重
	过滤器效率下降(筛选系数减低)
体温过低	患者能量需求增加
	需氧量增加
	血管收缩
	寒战
	白细胞功能受抑
	凝血系统受损
	掩盖发热
空气栓塞	胸痛
	呼吸困难
	组织缺氧
	心动过速
	低动脉压
	心脏骤停
液体平衡	有效交付净超滤和处方超滤间差异显著

续表

并发症原因	并发症
其他	细胞因子产生
	缓激肽释放
	过敏性反应

血管通路

由于静脉 - 动脉血液滤过的动脉通路目前已很少使用,当代 CRRT 需要以大口径、无涤纶套非隧道型双腔中心静脉导管(central venous catheter,CVC)作为血管通路。高效的血管通路是理想替代治疗的关键组成部分,提供充足而规律的血流是其基本要求。尽管许多部位都可用来建立血管通路,但使用右颈内静脉时导管故障最少,其次是股静脉,最后是左颈内静脉[4,5]。因此,改善全球肾脏病预后组织(Kidney Diseases Improving Global Outcomes,KDIGO)指南推荐以下置管位置及优先顺序:第一,右侧颈静脉;第二,股静脉;第三,左侧颈静脉;第四,锁骨下静脉[6]。此外,导管放置的位置也应考虑到操作医生的水平、其他 CVC 的位置及出血的风险等问题。CVC 的置入与出血、气胸、血胸、动脉穿刺、静脉血栓形成、感染、动脉瘤、空气栓塞和血肿等风险相关,其发生率取决于包括穿刺位置在内的众多技术性因素[7,8]。基于上述理念,许多中心经常使用股静脉通路,因为腹股沟血肿易于压迫且颈内静脉往往已被用于其他 CVC[9]。应尽量避免使用锁骨下入路,因其常常与导管流量不足(由锁骨挤压引发)和锁骨下静脉长期狭窄有关。对于任何穿刺部位,超声引导均已被证明可以减少穿刺次数和相关并发症的发生率,故推荐常规使用。

当机器测得的压力超过"正常"阈值时,应怀疑导管的技术性故障(打折、变形或错位)。通过导管的血流受阻会减少导管和过滤器的寿命,也减少了治疗的交付剂量。压力增加可能与纤维蛋白或小血栓沉积引起的局部管腔阻塞或导管位置异常有关。如遇血管通路被部分堵塞,可用生理盐水或病人的血液冲洗管腔。导管或血管内血栓形成是静脉血栓栓塞和感染的危险因素,后两者也是 CRRT 治疗中常见的并发症[10,11]。当导管中存在明显的血凝块且无法移除时,可用纤维蛋白溶解剂封管数小时,但这也会导致治疗的长时间中断(停机时间)。因此,相比较而言,在导丝引导下更换导管是更为有效的方法。当患者在某一特定体位时,如引血管路对体外回路造成过大负压或回血管路因过度正压不能正常工作时,可以通过导管反接来改善。导管反接可能会增加再循环,不过值得一提的是,虽然双腔导管内的血液再循环可能导致血液浓缩,但其相关临床后果(如溶质清除率降低和过早的滤器凝血)很轻微,通常是可以忽略不计的。此外,当使用较短(9 ~ 13cm)的导管时,即使未进行导管反接,也可能出现再循环[12,13]。一项研究对近期置入且功能良好的临时透析导管的再循环参考值进行了报道。该研究显示,在 300ml/min 的血流速度下,锁骨下静脉导管的再循环低于 5%,19.5cm 的股静脉导管的再循环超过 12%,相对较短的 13.5cm 的股静脉导管再循环则高于 22%。显然,如此大量的再循环将显著影响每一个透析周期的效率。考虑到上述情况,为保证透析剂量交付,目前认为将透析导管尖端放置于上腔静脉可最大限度减少再循环[14]。

如今,市面上提供了各种不同类型和大小的导管:双腔导管较为常用,一般可根据长短分为短导管(约 15cm)和长导管(大于 20cm),根据直径分为小口径导管(小于 11Fr)和大口径导管（大于 13Fr），此类导管通常设计有侧孔用于引血，或采用步枪筒式设计（尽管可能增加流动阻力）以避免引血时导管贴壁。导管长度的选择取决于放置的部位：右颈内静脉选用 12~15cm 导管、左颈内静脉选用 15~20cm 导管、股静脉选用 20~24cm 导管[12]。这种血管通路的另一个重要特征是尖端：它可以是硬而方的，以减少血流阻力；也可以是软而利的，以助其更好地定位。

血管导管的最后一个重要的技术特征是它们与滚轴血泵的相互作用：在一项有趣的试验中，Baldwin 等分析了在标准治疗期间血流量减少（定义为血流量低于滚轴舒张期设定值的 20%~100%）的次数。他们发现血流量减少（大约每小时 0.5 次）通常发生在滚轴旋转的舒张期，然而，仅当舒张期血流量下降超过设定值的 67% 时，才能被机器报警系统检测到。作者认为，这种体外血液流动功能障碍在很大程度上可能是导管因素造成的，而导管因素通常在患者抗凝治疗参数上占主导地位：当血液通过血管通路遭遇较大阻力时，未被检测到的血流量下降可能显著增加。这一技术问题将对过滤器的寿命产生重大影响：当血流量意外减少而超滤（ultrafiltration，UF）流量不变时，可能造成过滤器中血液过度浓缩。此外，血液成分与膜和管路接触而触发的凝血级联激活，将被突然减少的血流量进一步放大。血液浓缩和凝血最终会引起管路故障以及治疗的意外中止。

过滤器凝血、过滤器寿命及效率的下降

在 CRRT 患者中，过滤器通畅是需要优先考虑的因素，凝血是导致膜寿命缩短的"自然"原因。如果反复或过早发生凝血，治疗费用、失血量和护理工作量均将显著增加。此外，随着凝血进行性加重，过滤器中逐渐形成沉积蛋白质层（堵塞层），该蛋白层可通过阻塞中空纤维逐渐降低过滤器的筛选系数，从而导致过滤器效率下降及溶质清除减少。

预防是更为有效的管路凝血管理方法。选择性地更换循环管路可确保患者血液回输，从而避免进行性贫血，尤其是在血液滤过 /UF 期间。程序化的体外管路更换也减少了停机时间。为了正确解读管路凝血信号，我们提出了以下建议：

透过滤器的塑料壳可见明显的血凝块，滤器凝血程度与血凝块总量成正比。血凝块数量和大小逐渐增加，伴随着管路压力的快速变化，提示过滤器即将失效。

跨膜压力（transmembrane pressure，TMP）陡增（在超过报警阈值前）是一个监测的基本参数，尤其是在血液滤过 /UF 期间。尽管 TMP 阈值一般取决于机器设置和过滤器大小，也应避免 TMP 长时间处于 250~300mmHg。此外，治疗操作者应密切观察 TMP 随时间的变化趋势，并经常查看其增长（这是难以避免的）水平，当发现 TMP 突然升高时，应立即报告上级医护人员。

压降是另一个需要经常监测的重要指标：该指标随时间的变化与 TMP 类似，但与 TMP 不同的是，无论在血液透析还是在血液滤过 /UF 期间，压降均被认为是可靠的监测指标。

静脉壶（气泡收集器）可能是连续运行过程中的一个管路凝血部位。此处血凝块形成的机制可能有两种：血 - 气界面交互作用和血液在壶内停滞。据此，人们对这些源于传统间歇性透析技术的腔室进行了改良，如今，无血 - 气接触的新型脱气室已投入使用。

管路凝血引起的治疗失败已被认为是 CRRT 实施中的主要问题。当 CRRT 平均治疗时长达每天 20 小时以上时，大于这一时间窗的管路凝血往往被认为是可接受的。实际上，由于不同的医疗中心具有不同的治疗技术和抗凝方案（以及不同的患者病例类型），

部分中心可能提出更长的管路维持基准时长（40 小时甚至更长）；每个中心都应对 CRRT 质量的各个方面进行持续的内部监督，明确是否存在过早凝血导致的管路非预期性损耗。

CRRT 时，理想的血流量应维持在 150 和 200ml/min 之间。如果血管通路较差，无法满足上述流量，也应至少达到 100ml/min，否则就需要优化血管通路。最近，FEALY 等[16]通过一项随机对照试验发现，当 CRRT 中血流量为 250 或 150ml/min 时，管路的使用寿命无明显差异；最佳的血流量可能是这一区间内管路压力允许（引血管路压力在 −100mmHg 以内，回血管路压力在 +100mmHg 以内）的最高值。

在过滤器前补充置换液可能延长过滤器的功能，特别是在无抗凝（或使用低剂量肝素抗凝）的情况下。此外，当后稀释血液滤过是首选 CRRT 模式时，若 TMP 迅速增加，可以尝试切换到前稀释血液滤过、血液透析或血液透析滤过模式（如机器允许此类治疗中的模式切换）。

在枸橼酸盐和肝素的使用中，应持续优化其抗凝效果（特别是在某一方法反复因抗凝副作用导致滤器失效或治疗中止时，操作者应有能力切换至其他方法）。

用生理盐水冲洗管路（每班一次或怀疑阻塞时）可以更好地观察管路中的血凝块，有时还能减轻管路压力。然而，由于该方法在连续治疗中效果有限且进入患者体内的生理盐水量较大，故并不是所有机构都推荐对管路进行常规冲洗。

针对特殊事件的故障排除必须在第一时间进行，快速有效的干预需要建立在充分的人员培训、最佳的材料选择、正确的 CRRT 机器设置和 / 或治疗处方之上。快速干预可减少停机时间、提高治疗准确性，尤其可防止长时间停机或血流速度过慢，而这也是凝血最常见的原因。

体温过低

在接受 CRRT 治疗时，高达 90% 的患者可出现体温过低。由于体外循环辐射热交换以及透析液和 / 或大量置换液输注带来的冷却效果，患者的核心体温可能降低。

在 AkHuny 等的回顾性观察研究中，CRRT 前的中位数核心温度为 36.9℃（四分位范围 36.4~37.6℃），CRRT 中该值下降至 35.2℃（四分位范围 34.1~35.9℃），占临床显著低体温（<35℃）患者的 44%。

热损失和体温过低可能导致许多负面后果，包括患者日常能量需求的增加、需氧量的增加、血管收缩、寒战、白细胞功能受抑、凝血系统的损害等[17]，有时还会掩盖发热，从而延迟感染的识别和抗生素的及时应用。

另一方面，在一些临床情况下，如重度高热，体外冷却效果可能是有利的。事实上，CRRT 导致的冷却可能是脓毒症危重患者通过恢复血管张力来改善血流动力学参数的因素之一[18]。

然而，有害的体温过低应通过 CRRT 机的专用加热装置和 / 或加热毯及液体加热器及时处理[6,19]。

空气栓塞

在预充结束至治疗开始前，微气泡可能被困于血液透析管路中。另外，在管路连接和断开的过程中，空气可以进入血流，并在管内的压力梯度和湍流作用下产生气泡[20]。上述情况都可能导致空气栓塞。其临床表现为胸痛、呼吸困难、缺氧、心动过速、动脉低血压和心脏骤停[20]。安装在 CRRT 机中的空气检测器通常会检测到气泡的存在,这些气泡会中断血流并发出专用警报。

液体平衡

虽然最新一代 CRRT 机器已经变得越来越精密,部分机器还具有伺服控制系统(如 OMNI 机型的停机自动补偿系统),但 CRRT 治疗中仍存在液体平衡(fluid balance,FB)误差、液体过度清除和液体超负荷等问题。不精确的 FB 可以发生在 CRRT 上机前的设置阶段,但测量、计算或 CRRT 设备速率设置造成的错误均可发生在 CRRT 的实际运行过程中。精确的 FB 对新生儿和儿童患者来说至关重要,新的专用设备(如 Carpediem 机型)已经达到非常高的精度水平[21]。潜在的误差来源可能与诸如“液体交换率”“超滤”“液体损失”“液体平衡”“失重率”等常见术语有关。从这一点来看,最近标准化命名倡议受到欢迎的原因有很多,包括 FB 问题在内:例如,机器 FB 的正确定义是“净 UF”[22]。一般来说,通过正确、仔细地遵守现行 CRRT 机器的使用手册,并在治疗期间严格遵循处方和程序控制,FB 误差可以很容易地避免。虽然电子健康记录系统提高了数据分析和存储的准确性,但也存在潜在错误。反复检查并尽可能地记录机器关于“有效交付净 UF”的信息,而不单是记录临床处方上的“预设 UF”,是非常重要的:机器的系统性小误差(累积 24 小时后将引起明显误差)和所有未报告但需排障的治疗中断都可能引起上述两者之间的显著差异。

其他

血液暴露于血滤膜和体外循环管路的人工表面可以激活免疫介质,进而导致细胞因子产生、缓激肽释放和过敏反应[23-24]。自从聚丙烯腈膜改良应用至 CRRT 过滤器,过敏反应已明显减少。然而,目前也有一些与血管紧张素转换酶抑制剂相关或不相关的 AN69 聚丙烯腈膜过敏反应的病例报道。血液与带负电荷的 AN69 膜接触引起的缓激肽激活,被认为是上述过敏反应的主要病理生理机制[25]。

结语

CRRT 是一种治疗危重患者严重 AKI 的安全手段。然而,尽管 CRRT 技术相关的并发症很少危及生命,但它们往往也会发生在有标准化流程、专业 CRRT 管理团队的大型中心。对治疗系统的信心、对潜在并发症知识的掌握及对警报故障的及时排除,都是促使 CRRT 治疗更加安全有效的重要保障。持续的技术更新和培训、专用检查表和医疗报告的使用是正确开展 CRRT 治疗的基本要求。

(张欢　译,陈蕾　校)

参考文献

1　Hoste EA, Bagshaw SM, Bellomo R, et al: Epidemiology of acute kidney injury in critically ill patients: the multinational AKI-EPI study. Intensive Care Med 2015;41:1411–1423.

2　Ostermann M, Joannidis M, Pani A, et al: Patient selection and timing of continuous renal replacement therapy. Blood Purif 2016; 15261:224–237.

3　Pickkers P, Ostermann M, Joannidis M, et al: The intensive care medicine agenda on acute kidney injury. Intensive Care Med 2017;43: 1198–1209.

4　Dugué AE, Levesque SP, Fischer MO, et al: Article vascular access sites for acute renal replacement in intensive care units. Clin J Am Soc Nephrol 2012;7:70–77.

5　Parienti JJ, Mégarbane B, Fischer MO, et al: Catheter dysfunction and dialysis performance according to vascular access among 736 critically ill adults requiring renal replacement therapy: a randomized controlled study. Crit Care Med 2010;38:1118–1125.

6　Kidney Disease Improving Global Outcomes: Official Journal of the International Society of Nephrology: KDIGO clinical practice guideline for anemia in chronic kidney disease. Kidney Int Suppl 2012.

7　Merrer J, De Jonghe B, Golliot F, et al: Complications of femoral and subclavian venous catheterization in critically ill patients – A randomized controlled trial. JAMA 2001;286: 700–707.

8　Shingarev R, Wille K, Tolwani A: Management of complications in renal replacement therapy. Semin Dial 2011;24:164–168.

9　The VA/NIH Acute Renal Failure Trial Network, Palevsky PM, Zhang JH, O'Connor TZ, et al: Intensity of renal support in critically ill patients with acute kidney injury. N Engl J Med 2008;359:7–20.

10　Akhoundi A, Singh B, Vela M, et al: Incidence of adverse events during continuous renal replacement therapy. Blood Purif 2015; 39:333–339.

11　Amira CO, Bello BT, Braimoh RW: A study of outcome and complications associated with temporary hemodialysis catheters in a nigerian dialysis unit. Saudi J Kidney Dis Transpl 2016;27:569–575.

12　Little MA, Conlon PJ, Walshe JJ: Access recirculation in temporary hemodialysis catheters as measured by the saline dilution technique. Am J Kidney Dis 2000;36:1135–1139.

13　Kelber J, Delmez JA, Windus DW: Factors affecting delivery of high-efficiency dialysis using temporary vascular access. Am J Kidney Dis 1993;22:24–29.

14　Leblanc M, Fedak S, Mokris G, Paganini EP: Blood recirculation in temporary central catheters for acute hemodialysis. Clin Nephrol 1996;45:315–319.

15　Baldwin I, Bellomo R, Koch B: Blood flow reductions during continuous renal replacement therapy and circuit life. Intensive Care Med 2004;30:2074–2079.

16　Fealy N, Aitken L, du Toit E, Lo S, Baldwin I: Faster blood flow rate does not improve circuit life in continuous renal replacement therapy: a randomized controlled trial. Crit Care Med 2017;45:e1018–e1025.

17　Sessler DI: Perioperative thermoregulation and heat balance. Lancet 2016;387:2655–2664.

18　Rokyta R, Matejovic M, Krouzecky A, et al: Effects of continuous venovenous haemofiltration-induced cooling on global haemodynamics, splanchnic oxy gen and energy balance in critically ill patients. Nephrol Dial Transpl 2004;19:623–630.

19　Oudemans-van Straaten HM: Primum non nocere, safety of continuous renal replacement therapy. Curr Opin Crit Careent Opin Crit Care 2007;13:635–637.

20　Barak M, Katz Y: Microbubbles: pathophysiology and clinical implications. Chest 2005; 128:2918–2932.

21　Ronco C, Ricci Z, Goldstein SL: (R)evolution in the management of acute kidney injury in newborns. Am J Kidney Dis 2015;66:206–211.

22　Villa G, Neri M, Bellomo R, et al: Nomenclature for renal replacement therapy and blood purification techniques in critically ill patients: practical applications. Nomenclature Standardization Initiative (NSI) Alliance. Crit Care 2016;20:283.

23　Gutierrez A, Alvestrand A, Wahren J, et al: Effect of in vivo contact between blood and dialysis membranes on protein catabolism in humans. Kidney Int 1990;38:487–494.

24　Ebo DG, Bosmans JL, Couttenye MM, et al: Haemodialysis-associated anaphylactic and anaphylactoid reactions. Allergy Eur J Allergy Clin Immunol 2006;61:211–220.

25　Schulman G, Hakim R, Arias R, et al: Bradykinin generation by dialysis membranes: possible role in anaphylactic reaction. J Am Soc Nephrol 1993;3:1563–1569.

Zaccaria Ricci

Department of Cardiology and Cardiac Surgery

Pediatric Cardiac Intensive Care Unit, Bambino Gesù Children's Hospital, IRCCS

Piazza Sant'Onofrio, 4

IT–00165 Rome (Italy)

E-Mal zaccaria.ricci@gmail.com

第 11 章　连续性肾脏替代治疗的临床并发症

Florent Sigwalt [a] · Axelle Bouteleux [a] · François Dambricourt [a] · Théo Asselborn [a] · Florent Moriceau [a] · Thomas Rimmelé [a,b]

[a] Anesthesiology and Intensive Care Medicine, Edouard Herriot Hospital, Hospices Civils de Lyon, and [b] EA 7426, Pathophysiology of Injury-Induced Immunosuppression, Hospices Civils de Lyon-Biomérieux-Université Claude Bernard Lyon, Lyon, France

摘要

连续性肾脏替代治疗（continuous renal replacement therapy, CRRT）的并发症大多数是可以预防的。血流动力学紊乱以低血压为主要表现，与血容量改变、心肌功能障碍、心律失常及机体体温变化导致的全身血管阻力改变等有关。代谢性并发症仍然是重中之重，尤其是局部枸橼酸抗凝（regional citrate anticoagulation, RCA）得以应用后，代谢并发症也随之发生了重大的变化。RCA 可能导致两种截然不同的情况——枸橼酸过量和枸橼酸蓄积，它们将分别导致代谢性碱中毒和代谢性酸中毒。电解质失衡也常见于 RCA 过程中。枸橼酸盐溶液使用不当时，其对阳离子的螯合会导致低钙血症和低镁血症。出血性并发症大大减少，主要有以下两个原因：①使用系统性超声引导协助透析导管置入；②使用 RCA 替代全身肝素抗凝。CRRT 引起的体温过低以及长期卧床相关的并发症如今也得到了更好的控制。最后，如何保留不希望被清除的物质仍然是一个主要的问题，尤其是涉及抗生素、维生素和微量元素等需要在 CRRT 过程中调整用量的物质时。

引言

连续性肾脏替代治疗（continuous renal replacement therapy, CRRT）常常应用于重症监护病房作为肾脏支持治疗，但 CRRT 可能加剧血流动力学的不稳定。局部枸橼酸抗凝（regional citrate anticoagulation, RCA）有效减少了出血性并发症和过滤器血栓形成。然而，RCA 应用过程中需要考虑到可能出现的代谢性并发症。为了避免这些并发症的出现，需要对枸橼酸的代谢生理学有一定的认识和理解。体温过低、长期卧床及不必要的物质清除仍然是需要关注的问题。本章内容旨在总结 CRRT 的主要并发症，并重点介绍其最恰当的干预措施。

血流动力学紊乱

低血压是 CRRT 的主要并发症之一,可能与低血容量、心肌功能改变、全身血管阻力改变、心律失常等多种不同的机制有关。尽管改善全球肾脏病预后组织(Kidney Diseases Improving Global Outcomes,KDIGO)指南建议,对于血流动力学不稳定的患者,推荐使用 CRRT 而不是间歇性血液透析,我们依然有必要采取一些预防措施来降低 CRRT 过程中发生低血压的风险[1,2]。

低血容量

在 CRRT 开始阶段,患者可能已经面临低血容量的风险,这是因为管路预充所使用的晶体液与患者血液特性不同。CRRT 治疗初始的几分钟是唯一可能因为高血流量而影响患者血流动力学的阶段,但实际上,与现有知识相反,高血流量不应被视为血流动力学紊乱的原因。

患者的净脱水也可能导致低血容量。实际上,当液体的清除量和 / 或清除速率与患者血容量不匹配时,将影响血流动力学的耐受性。对于血管再充盈能力异常的患者尤其如此,这些患者往往是内皮细胞功能改变和 / 或低蛋白血症的重症患者。净脱水量可能是 CRRT 处方中最难设置的参数之一。目前偶尔应用于间歇性血液透析机的持续性红细胞比容监测功能,未来可发展并应用于 CRRT 中,以帮助临床医生制定更加适合患者容量状态的净脱水处方[3]。

心肌功能障碍

缓冲液的选择可影响心肌收缩力。据报道,相较于碳酸氢盐置换液,使用醋酸盐置换液时血流动力学的耐受性更差。这可以用醋酸盐的负性肌力作用和血管舒张特性来解释[4],同样的问题也见于乳酸盐置换液[5]。

全身血管阻力变化

体温和全身血管阻力呈负相关[6]。因此,CRRT 引起亚低温可通过增加全身血管阻力限制低血压的发生。

心律失常

心律失常可由急性电解质失衡引起。透析液和置换液的电解质浓度必须与血清电解质水平(尤其是钾和钙)相适应,且应定期监测。

代谢性并发症

酸碱失衡

使用 RCA 需要对枸橼酸代谢有很好的理解,以便处理其潜在并发症。有效区分枸橼酸蓄积及枸橼酸过量是十分必要的(表 1)。

表 1　枸橼酸蓄积和枸橼酸过量的区别

	枸橼酸蓄积	枸橼酸过量（或钠中毒）
酸碱平衡	趋向于代谢性酸中毒	代谢性碱中毒
治疗	难以逆转 可能需要中断 RCA	容易逆转 给予纠正措施（降低血流量，提高废液流量）后，可继续 RCA
发生率	罕见	常见
严重程度	可能致死	良性改变

枸橼酸蓄积引起的代谢性酸中毒

　　枸橼酸代谢不充分（如肝衰竭时代谢能力下降）可起弱酸作用。其蓄积可导致正常血氯、正常乳酸型的代谢性酸中毒，并因未测定的阴离子增多而表现为阴离子间隙及强离子间隙增高。此时，评估血氯和乳酸水平以排除它们参与代谢性酸中毒是至关重要的。这种枸橼酸蓄积综合征非常少见，但后果可能很严重，尤其是在多脏器功能衰竭综合征伴肝细胞功能不全的情况下。这种情况有时需要停止使用枸橼酸盐溶液，同时紧急增加体外循环对枸橼酸 - 钙复合物的清除。RCA 的监测包括离子钙和总钙的检测，以确定总钙 / 离子钙的比值并跟踪其动态变化。在过去 24 小时内，该比值明显升高或者比值高于 2.5 提示枸橼酸蓄积。补钙过程中出现难以纠正的低离子钙血症也提示枸橼酸蓄积[7]。

枸橼酸过量引起的代谢性碱中毒

　　枸橼酸过量时的酸碱变化很容易用 Stewart 酸碱法解释。依据 Stewart 模型，pH 作为一个直接函数，有 3 个独立变量：CO_2 分压、弱酸（白蛋白盐和磷酸盐）和强离子差 {strong ion difference，SID=（[Na^+]+[K^+]+[Mg^{2+}]+[Ca^{2+}]）–（[Cl^-]+[乳酸盐]）}。增加的 SID 导致代谢性碱中毒。1mol 枸橼酸钠代谢产生 3mol 钠（图 1）。这种钠的释放导致 SID 增加，从而引起代谢性碱中毒（图 2）。重要的是，与现有知识相反，枸橼酸通过克雷布斯循环代谢产生的 CO_2 和碳酸氢盐并不会直接导致代谢性碱中毒。再次需要指出，依据 Stewart 模型，碳酸氢盐浓度增加应该被视为代谢性碱中毒的结果（而不是原因）[7,8]。

　　枸橼酸过量十分常见且可以逆转（表 1）。它可以通过减低血流量来纠正，由于血流量与枸橼酸输注速率比例恒定，调整血流量可通过枸橼酸泵的自动控制直接影响枸橼酸摄入量。为了促进枸橼酸 - 钙复合物清除，可能需要增加废液流量（透析液流量或超滤量取决于所采用的 CRRT 模式）。使用低钠和 / 或高氯的透析液或置换液同样可以防止 SID 增加。

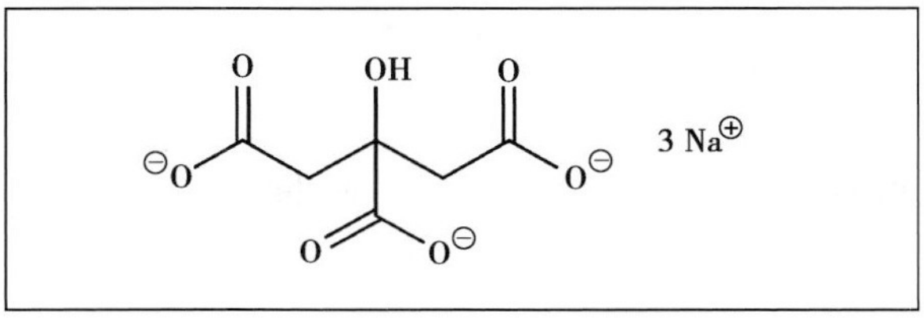

图 1　枸橼酸三钠的化学结构式

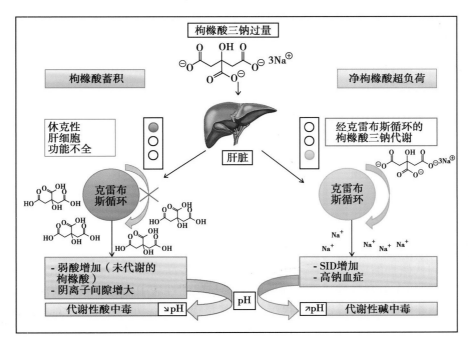

图 2　枸橼酸蓄积和枸橼酸过量的病理生理学。RCA 过程中可能出现的两个相关并发症。首先,枸橼酸蓄积可以理解为枸橼酸代谢超负荷导致未代谢的枸橼酸 - 钙复合物蓄积,可引发代谢性酸中毒。其次,枸橼酸过量可以理解为枸橼酸充分代谢下 1mol 枸橼酸钠代谢产生 3mol 钠,可导致 SID 明显增高和代谢性碱中毒

电解质紊乱

低钾透析液或置换液([K^+] ≤ 2mmol/L)可诱发医源性低钾血症。这一并发症在连续性血液透析和连续性血液滤过中都很常见[9]。随着 RCA 的使用,钙紊乱普遍存在,但是大多数情况下可以避免。重要的是,为了顺利应用 RCA,必须在 RCA 开始前检测离子钙水平。钙与枸橼酸螯合形成枸橼酸 - 钙复合物,该复合物被废液清除,导致低离子钙血症。此时总钙可能保持稳定,因此仅检测总钙是不够的,需要同时监测离子钙浓度。如今,自动补钙泵的应用减少了钙相关并发症的发生。充足补钙的情况下,如仍持续存在低离子钙血症,提示可能出现枸橼酸蓄积。实际上,如果增加补钙的剂量不能提高离子钙,可能意味着新增加的钙被蓄积的枸橼酸所螯合。此时,总钙水平将升高,因为增加的枸橼酸 - 钙复合物不再代谢。因此,必须规律监测总钙 / 离子钙比值,使其保持在 2.5 以下(图 3)[10]。

低镁血症与低钙血症机制一致,镁同样可以被枸橼酸螯合,尽管其亲和性较低。因此,有必要补充镁或使用含镁透析液或置换液[11]。

低磷血症可能存在于在 65% 的 CRRT 患者中,取决于治疗剂量和所使用的透析液 / 置换液。低磷血症通常是多因素导致的,血液所测的磷仅能反映机体磷总量的一小部分。低磷的临床影响尚不清楚,但是一些研究显示低磷血症与心肌收缩力下降、心律失常、机械通气脱机失败相关。已经证实,磷在许多重要的生理过程(如能量转换、酶的功能)中起核心作用。CRRT 过程中磷的丢失通常与再喂养综合征相关,后者可导致潜在的低磷血症。透析

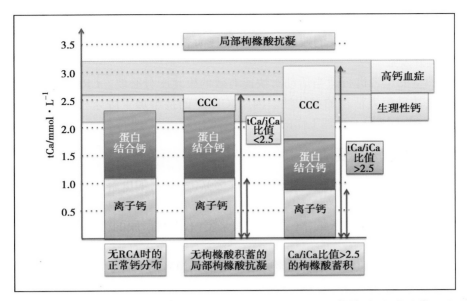

图 3　有或无 RCA 时钙的分布。tCa,总钙;iCa,离子钙;CCC,枸橼酸 - 钙复合物。在生理情况下,总钙包括离子钙(活性形式)和蛋白结合钙。RCA 时,总钙的一部分以其枸橼酸结合形式存在(组成 CCC)。无枸橼酸蓄积时,总钙是正常的(总钙 / 离子钙 <2.5);枸橼酸蓄积时,导致总钙升高、离子钙降低,总钙 / 离子钙 >2.5

液 / 置换液中添加磷酸盐是安全的,有助于补充丢失的磷,但是临床获益仍需进一步证实。最新的透析液和置换液含有足够的磷酸盐,可以满足补充需要。

肾脏替代治疗可以使血钠水平恢复至生理范围。治疗低钠血症的难点在于需要渐进式纠正。任何快速的纠正都可能会致使患者出现脑桥中央髓鞘溶解症或脑水肿。这个问题主要存在于间歇性血液透析中。因此,对于严重的低钠血症(<125mmol/L),建议在第一个 24 小时内,血钠升高幅度不要超过 10mmol/L[11],这意味着需要密切监测患者的血钠水平。最后,如上文所述,高钠血症可以出现在枸橼酸过量的情况下。这可能也解释了 RCA 时所用透析液和置换液中钠含量相对较低的原因。

出血并发症

出血并发症可见于透析导管置入时,尤其是意外穿刺到动脉的情况下。这可能导致穿刺部位出血或血肿,以及伴随的局部并发症(动静脉、气道或神经压迫)。在休克和凝血障碍(凝血因子消耗、肝衰竭)患者中,上述出血风险增大。因此,强烈建议在超声引导下进行透析导管置入[12,13]。

出血并发症也可能与体外循环对血小板的破坏和部分抗凝剂应用引起的血小板减少有关。相较于局部抗凝(如 RCA),使用全身肝素抗凝时出血风险明显增加。一些近期的随机研究和荟萃分析已明确证实 RCA 可降低出血风险[14]。

体温过低及 CRRT 带来的其他问题

在 CRRT 过程中,患者体温调节功能受损。由于体外循环可导致热量丢失,故需要对血液或透析液加热。强制空气加热器等外设装备有助于改善 CRRT 诱发的体温过低。由于热不稳定性可能隐藏在正在进展的败血症中,或表现为类似于菌血症的发热寒战,因而医生们需要关注此类并发症。

重症监护室的患者进行适当活动对快速有效的康复十分必要。CRRT 在某种程度上限制了护理人员协助患者活动的可能性。因此,CRRT 间接增加了卧床相关并发症和患者的不适感。最终,它也增加了护理工作的复杂性。

代谢产物和药物的非必要清除

CRRT 在清除代谢废物的同时也清除了许多必需元素,如电解质、水溶性维生素、微量元素、小分子蛋白质和药物(如抗生素)等。目前鲜有针对这一特殊问题的研究。这些分子的清除主要取决于他们的分子量、离子电荷、血浆蛋白结合性、膜的类型、CRRT 模式和治疗剂量。

CRRT 对水溶性维生素和微量元素的清除可能因患者的营养状况而异。一些学者建议给予每日推荐剂量的 4 倍作为补偿,然而其临床获益尚未得到证实[15]。

由于 CRRT 加强了多种分子的清除,可能使患者体内的药物处于亚治疗浓度而影响治疗效果。此外,分子的清除水平随滤器性能的变化而变化,并非一成不变。对急性肾损伤患者采用与无急性肾损伤患者相似的治疗剂量,治疗有效率可达 90% 以上[16]。在临床实践中,一旦 CRRT 患者接受抗生素治疗,就建议行血药浓度监测。

结语

在过去的 10 年里,CRRT 的临床并发症已大大减少。技术的改进、超声引导协助透析导管置入的常规应用及 CRRT 操作规程在临床实践中的运用,均有效提高了 CRRT 的整体安全性。此外,CRRT 机配备的自动耦合泵还减少了与 RCA 和补钙治疗相关的代谢紊乱。体温过低和长期卧床相关的并发症如今也得到了更好的控制。最后,我们在对 CRRT 患者进行强化治疗时,应始终考虑有益物质的非必要清除及其相关后果。

(王萌　译,陈蕾　校)

参考文献

1　Bagshaw SM, Berthiaume LR, Delaney A, Bellomo R: Continuous versus intermittent renal replacement therapy for critically ill patients with acute kidney injury: a meta-analysis. Crit Care Med 2008;36:610–617.

2　KDIGO AKI Work Group: KDIGO clinical practice guideline for acute kidney injury. Kidney Int Suppl 2012;17:1–138.

3　Schneditz D, Schilcher G, Ribitsch W, Zierler E, Jantscher A: Sensitivity of hematocrit to osmotic effects induced by changes in dialysate conductivity: implications for relative blood volume measurement and control. ASAIO J 2015;61:583–588.

4　Tiranathanagul K, Tangvoraphonkchai K, Srisawat N, Susantitaphong P, Tungsanga K,

Praditpornsilpa K, et al: Acute intradialytic cardiac function and inflammatory cytokine changes during high-efficiency online hemo-diafiltration with acetate-free and standard dialysis solutions. Ther Apher Dial 2015;19:250–258.

5　Davenport A, Will EJ, Davison AM: The effect of lactate-buffered solutions on the acid-base status of patients with renal failure. Nephrol Dial Transplant 1989;4:800–804.

6　Schoenfelder T, Chen X, Bless HH: Effects of continuous and intermittent renal replacement therapies among adult patients with acute kidney injury. GMS Health Technol Assess 2017;13:Doc01.

7　Morgera S, Haase M, Rückert M, Krieg H,

Kastrup M, Krausch D, et al: Regional citrate anticoagulation in continuous hemodialysis – acid-base and electrolyte balance at an increased dose of dialysis. Nephron Clin Pract 2005;101:c211–c219.

8 Khadzhynov D, Schelter C, Lieker I, Mika A, Staeck O, Neumayer HH, et al: Incidence and outcome of metabolic disarrangements consistent with citrate accumulation in critically ill patients undergoing continuous venovenous hemodialysis with regional citrate anticoagulation. J Crit Care 2014;29:265–271.

9 Bellomo R, Cass A, Cole L, Finfer S, Gallagher M, Lo S, et al: Intensity of continuous renal-replacement therapy in critically ill patients. N Engl J Med 2009;361:1627–1638.

10 Hetzel GR, Taskaya G, Sucker C, Hennersdorf M, Grabensee B, Schmitz M: Citrate plasma levels in patients under regional anticoagulation in continuous venovenous hemofiltration. Am J Kidney Dis 2006;48:806–811.

11 Spasovski G, Vanholder R, Allolio B, Annane D, Ball S, Bichet D, et al: Clinical practice guideline on diagnosis and treatment of hyponatraemia. Eur J Endocrinol 2014;170:G1–G47.

12 Valencia CA, Villa CA, Cardona JA: Hemodialysis catheter implantation in the axillary vein by ultrasound guidance versus palpation or anatomical reference. Int J Nephrol Renovasc Dis 2013;6:215–221.

13 Brass P, Hellmich M, Kolodziej L, Schick G, Smith AF: Ultrasound guidance versus anatomical landmarks for subclavian or femoral vein catheterization. Cochrane Database Syst Rev 2015;1:CD011447.

14 Bai M, Zhou M, He L, Ma F, Li Y, Yu Y, et al: Citrate versus heparin anticoagulation for continuous renal replacement therapy: an updated meta-analysis of RCTs. Intensive Care Med 2015;41:2098–2110.

15 Honoré PM, De Waele E, Jacobs R, Mattens S, Rose T, Joannes-Boyau O, et al: Nutritional and metabolic alterations during continuous renal replacement therapy. Blood Purif 2013;35:279–284.

16 Beumier M, Casu GS, Hites M, Seyler L, Cotton F, Vincent JL, et al: β-lactam antibiotic concentrations during continuous renal replacement therapy. Crit Care 2014;18:R105.

Thomas Rimmelé, MD, PhD
Anesthesiology and Intensive Care Medicine, Edouard Herriot Hospital
Hospices Civils de Lyon
FR–69003 Lyon (France)
E-Mail th.rimmele@gmail.com

第 12 章 停止连续性肾脏替代治疗及摆脱透析依赖

Gregorio Romero-González[a,c] · Anna Lorenzin[a] · Mauro Neri[a] · Fiorenza Ferrari[a] · Alejandra Molano-Triviño[a,d] · Alessandra Brendolan[a,b] · Claudio Ronco[a,b]

[a] International Renal Research Institute of Vicenza (IRRIV), and [b] Department of Nephrology, Dialysis and Transplantation, San Bortolo Hospital, Vicenza, Italy; [c] RTS SAS, Medellín, Colombia; [d] Department of Nephrology, Fundación Cardioinfantil-RTS SAS, Bogotá, Colombia

摘要

　　肾脏替代治疗(renal replacement therapy, RRT)是一种针对危重症患者的体外支持疗法,尤其适用于合并急性肾损伤的患者。该治疗在肾脏无法满足机体的代谢和体液需求时,能够增加适当的调节。上述情况通常出现在重症监护病房的患者中。然而,这些患者的死亡率显然更高,而且在某些情况下,还会出现与治疗相关的并发症。因此,从理想的启动时机到治疗模式和剂量的选择,再到其暂停或结束时机,RRT 所涉及的各个方面都需要优化和定制。迄今为止,上述与 RRT 相关的话题都存在着很大的争议。尽管已经提出了不同的预测模型以确定停止治疗的最佳时机,但目前可能仅有尿量、血清和尿肌酐水平是与有效停机时间相关的变量。未来研究应该聚焦于更准确地预测肾脏恢复方面。本章根据目前的有效停机证据,提供了一种停机时机的评估方法。

　　近年来,急性肾损伤(acute kidney injury, AKI)的发病率逐年增加,尤以需在重症监护病房(intensive care units, ICU)接受后续治疗的患者为著。超过 20% 的危重症患者在入 ICU 时即患 AKI[1]。由于 AKI 可显著增加死亡风险(23.9%),故而如此高的发病率与升高的死亡率密切相关,尤其是在 AKI 3 期患者(47.8%)和需要 RRT 的患者(30%~60%)中[2]。

　　在 ICU 中,约占 13.5% 的患者和 23.5% 的 AKI 患者需要肾脏支持[1,2]。连续性肾脏替代治疗(continuous RRT, CRRT)是最常用的治疗方式。在世界范围内,超过 70% 的 RRT 患者接受了 CRRT 治疗,这一比例远高于间歇 RRT(intermittent RRT, IRRT)、持续性低效透析和腹膜透析[1]。

然而,尽管 CRRT 被广泛应用,但由于患者之间的异质性和多种治疗方案之间的差异,CRRT 的启动和终止时间等问题仍然不清楚。简而言之,理论知识、临床判断及对某些临床和分析变量的正确解读是目前优化管理的最佳工具。

本章内容旨在综述目前 ICU 中 CRRT 患者停机的相关知识,并对以下问题进行重点解读:①有效停机的定义;② CRRT 中可能与肾脏恢复和预后相关的因素;③与 CRRT 有效停机相关的预测变量和对 CRRT 不同停机模式的释义;④进一步研究的建议。

充分理解有效停机

目前,有几种不同的器官支持疗法。就有效停机而言,最具科学依据的器官支持治疗是机械通气(mechanical ventilation,MV)。为了有效脱离机械通气,需要对引起呼吸衰竭的原因有充分的控制,患者必须有足够的呼吸肌肌力来维持呼吸,从而达到足够的气体交换[3]。换句话说,要在呼吸需求和呼吸能力之间取得平衡,才能有效地停止机械通气。目前,已对停止机械通气提出了不同的操作流程和管理指南;然而,在 RRT 领域,对于正确的停机时间尚无共识,也鲜有以此为目的的研究。

改善全球肾脏病预后组织(Kidney Disease Improving Global Outcomes,KDIGO)在针对 AKI 的指南[4]中建议:"当不再需要 RRT 时,无论是因为内在肾功能已经恢复到足以满足患者需求的程度,还是因为 RRT 不再与治疗目标一致,均应该停止 RRT。"尽管如此,该指南对于最适宜的停机方式或 RRT 的限度并没有具体建议。

2016 年 6 月,第 17 届急性疾病质量倡议(Acute Disease Quality Initiative,ADQI)国际共识会议在意大利阿亚哥召开,会议针对 RRT 的精准性和治疗的结束时机提出如下建议:"当肾脏功能恢复到足以满足机体的代谢和体液平衡需求,以前的需求 - 能力失衡不再存在时,应考虑停止 RRT[5]。"这个有趣的建议使用的基本原则来源于机械通气有效停机,其对 RRT 的成功停机同样必要:首先,引起 AKI 的原因不存在了,或者至少得到了控制;其次,肾脏有足够的能力来满足新陈代谢和体液平衡的需求。然而,很显然在这份共识文件中,仍未阐明提高肾脏功能和成功结束治疗的方法。

RRT 患者的肾脏恢复和预后

尽管,与患者和 RRT 有关的几个方面被顺理成章的认为能够影响肾脏的恢复,然而,它们之间并没有建立明确的联系。年龄(特别是在 60 岁以上患者中)、慢性肾脏病(chronic kidney disease,CKD)、糖尿病、心脏和肝脏衰竭等相关疾病或较高的 Charlson 合并症指数是与 RRT 患者肾脏恢复可能性下降相关的人口学因素[6]。

液体超负荷是与肾功能恢复不良和高死亡率相关的临床危险因素之一。Hayes 等[7]在伯明翰儿科 ICU 开展的一项回顾性研究发现,那些 CRRT 启动时体液超负荷大于 20% 的患者与高死亡率和延迟的肾脏恢复显著相关。

目前,针对 RRT 已经开展了各种研究,结果显示,治疗模式是影响肾脏恢复的因素之一。对于血流动力学不稳定的患者,使用 CRRT 可能优于 IRRT,因为 CRRT 治疗中低血压发生率更低,且治疗起始时接受 IRRT 的患者对透析的依赖程度高于 CRRT[8];然而,事实上,上述联系并未明确建立。

有效停机预测及 CRRT 停机模式

很明显,所有关于 CRRT 的关键问题,如启动时机、方式和剂量都取决于临床判断,且应根据每个患者的需要和要求进行调整:这也是精准 RRT 的概念之一[5]。

停机过程一般从 CRRT 治疗期间开始,包括一系列与有效减少处方剂量有关的选择,甚至需过渡到其他混合模式或 IRRT。

目前,已有多项研究以有效停机作为因变量建立了不同的模型,以预测最佳停机时机(表 1)。

表 1   部分与 ICU 中 RRT 成功停机相关的研究

研究	成功	模式	再次治疗时间	研究类型	预测变量
Wu 等[9],2008	停止透析	IRRT:51(54.3%) CVVH:43(45.8%)	30 天	回顾性多中心观察性研究	尿量 透析持续时间 SOFA 评分 少尿 年龄＜65 岁
Uchino 等[10],2009	摆脱 RRT	CRRT 100% CAVHD CVVH CVVHD CVVHDF	7 天	前瞻性多中心观察研究	尿量 血肌酐
katayama 等[11],2016	摆脱 RRT	CRRT 100% CVVDH CVVH CVVHDF	7 天	回顾性多中心观察性研究	尿量 血肌酐 CRRT 持续时间
Fröhlich 等[12],2012	摆脱 RRT	CRRT 100% CVVH	7 天	回顾性单中心观察性研究	年龄 肌酐 尿量 2 小时 CrCl

RRT,肾脏替代治疗;IRRT,间歇性肾脏替代治疗;CRRT,持续性肾脏替代治疗;CVVH,连续静脉 - 静脉血液滤过;CAVHD,连续动脉 - 静脉血液透析;CVVHD,连续静脉 - 静脉血液透析;CVVHDF,连续静脉 - 静脉血液透析滤过;SOFA,序贯器官衰竭评分。CrCl,肌酐清除率

据我们所知,台湾一家外科 ICU 进行了首项以识别与重启 RRT 相关的危险因素为目标的回顾性研究[9]。“成功停机”被定义为透析停止至少 30 天。本研究共纳入 94 例患者,接受 CRRT 或 IRRT 治疗:停机成功组 64 例(68.1%),停机失败组 30 例(31.9%)。在多元 logistic 回归分析中,重启透析的预测变量为:(a)透析持续时间(每天)OR 1.06;(b)SOFA 评分(第 0 天,每分)OR 1.44;(c)少尿(第 1 天,<100ml/8h)OR 4.17;(d)年龄更大(>65 岁)OR 6.35。预测模型的受试者工作特征曲线下面积(area under the receiver operating characteristics curve, AUROC) 为 0.880。

作为 "Beginning and Ending Supportive Therapy for the Kidney Study（BEST 肾脏研究）" 项目的一部分, 一项旨在从国际角度多方面了解 AKI 相关问题的多中心、多国、前瞻性研究, 采用事后检验分析[10]识别停机时的相关因素, 以预测 CRRT 能否成功停机。"成功组" 被定义为在最初停止 CRRT 后 7 天无需 RRT 的患者。该研究共纳入 529 例患者, 其中成功组 313 例（59.2%）, 重新启动 RRT 组 216 例（40.8%）。多元 logistic 回归分析显示, 最有意义的预测 CRRT 成功停机的变量是:（a）尿量（在 CRRT 停机前 24 小时达到 100 ml/d）OR 1.078；(b) 肌酐升高（以 μmol/L 增加）OR 0.996；(c) CKD OR 0.53；(d) 首次 CRRT 时长（天数）OR 0.97。利用尿量预测 CRRT 停机成功的截点为 400 ml/d, AUROC 为 0.81, 但这种预测能力受到利尿剂使用的影响（AUROC 为 0.671）。最近, 在日本开展了一项多中心回顾性观察研究[11], 旨在明确 CRRT 成功停机的预测因素。"成功组" 定义为 CRRT 停机后 7 天仍无需 RRT 的患者。该研究共纳入 213 例患者, 其中成功组 116 例（54.5%）, 失败组 97 例（45.5%）。二项 logistic 回归分析显示, 预测变量为（a）停机时尿量（100ml/d）OR 1.09；(b) 停机时肌酐水平（μmol/L）OR 0.99；(c) CRRT 持续时间（天数）OR 0.85。

在所有预测治疗成功完成的研究中, 尿量均是与有效停机相关性最强的临床变量。一项在爱尔兰大学附属医院 ICU 开展的回顾性单中心队列研究[12], 共纳入了 85 名接受 CRRT 治疗的患者, 该研究将 "成功组" 定义为 CRRT 停止后 7 天仍无需透析。结果显示, 相比尿量、血清肌酐或年龄, 2 小时肌酐清除率是更理想的预测因子, 其截点值为 23ml/min, OR 1.108。目前尚缺乏使用生物标志物来评估 RRT 患者肾脏恢复情况的证据。最近发表的一项研究表明, 使用血清和尿液生物标志物可以预测在 ICU 中需行 RRT 患者的 60 天生存率和肾脏恢复情况, 特别是与其他生物标志物相比, 血清胱抑素 C 在预测 60 天时的肾脏恢复方面更为敏感[13]。

上述研究之间存在的异质性包括:从第一次停机到重新开始治疗的天数以及失败组患者类型之间的差异。

一般来说, 根据是否持续需要 RRT, 人们理所当然地认为治疗停机有两种模式——有效停机和无效停机（图 1）。然而, 这一概念实际上要更加复杂一些, 因为对于 ICU 患者, 尤其是在短期和长期预后方面, 停止治疗没有统一的标准。

为了在肾脏恢复方面建立相同的标准, ADQI 工作组[14]将有效停机定义为连续脱离 RRT（>14 天）, 并建议在最后一次 RRT 结束后 3 天进行临床和实验室指标评估。此外, 他们建议, 一旦治疗完成, 在随后的每次临床评估中, 除了其他参数外, 必须坚持评估血管通路的维持情况、调整药物剂量并避免使用肾毒性药物, 以防止复发。

遗憾的是, 并不是所有患者在 ICU 住院期间都实现了对急性疾病的控制, 有些患者也可能出现了新的并发症或无法达到能力与需求之间的充分平衡;在这些患者中, 有的被迫重新开始治疗, 有的从 ICU 出院时仍无法停机, 在最坏情况下, 有的甚至会死亡。在 ICU 需要启动 RRT 的患者中, 约有 10%~30% 出院后仍然依赖于透析, 16%~29% 在出院后的前 90 天仍然需要透析[15]。对于出院后仍需要透析的患者, 建议后续进行肾脏病随访, 并定期评估不同参数, 这些参数除尿素、肌酐清除率外, 甚至还包括收集 24 小时尿液以评估尿量[14]。

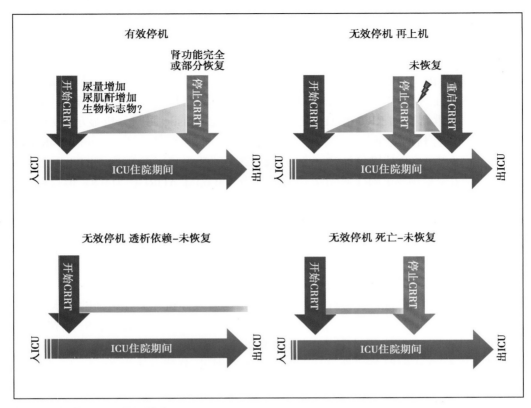

图 1   ICU 的 CRRT 停机模式

结语

有效停机和肾脏恢复是 RRT 的主要目的。显然,在普遍的临床实践中,尿量是评估治疗完成时使用最广泛的临床变量。现有模型阐述了患者停止治疗时的理想临床情况;尿量、血清及尿液肌酐水平是确定停机时间的主要预测变量。然而,它们并不能准确预测肾脏的恢复。

面对这些挑战,我们认为使用细胞应激生物标志物和肾小管功能评估可以更好地预测何时成功停止 RRT。此外,特别是对于那些无效停机的患者,有必要明确不同的撤机和停机模式如何作用于肾脏恢复,从而进一步理解不同形式的恢复和复发究竟如何影响死亡率及CKD 进展。

(马红叶 译,陈蕾 校)

参考文献

1 Wang Y, Fang Y, Teng J, Ding X: Acute kid-ney injury epidemiology: from recognition to intervention. Contrib Nephrol 2016;187:1–8.

2 Hoste EA, Bagshaw SM, Bellomo R, et al: Ep-idemiology of acute kidney injury in critically ill patients: the multinational AKI-EPI study. Intensive Care Med 2015;41:1411–1423.

3 McConville JF, Kress JP: Weaning patients from the ventilator. N Engl J Med 2012;367: 2233–2239.

4 Khwaja A: KDIGO clinical practice guide-lines for acute kidney injury. Nephron Clin Pract 2012;120:c179–c184.

5 Ostermann M, Joannidis M, Pani A, et al:

Patient selection and timing of continuous renal replacement therapy. Blood Purif 2016; 42:224–237.

6 Allegretti AS, Steele DJ, David-Kasdan JA, Bajwa E, Niles JL, Bhan I: Continuous renal replacement therapy outcomes in acute kidney injury and end-stage renal disease: a cohort study. Crit Care 2013;17:R109.

7 Hayes LW, Oster RA, Tofil NM, Tolwani AJ: Outcomes of critically ill children requiring continuous renal replacement therapy. J Crit Care 2009;24:394–400.

8 Schneider AG, Bellomo R, Bagshaw SM, Glassford NJ, Lo S, Jun M, Cass A, Gallagher M: Choice of renal replacement therapy modality and dialysis dependence after acute kidney injury: a systematic review and meta-analysis. Intensive Care Medicine 2013;39: 987–997.

9 Wu VC, Ko WJ, Chang HW, et al: Risk factors of early redialysis after weaning from postoperative acute renal replacement therapy. Intensive Care Med 2008;34:101–108.

10 Uchino S, Bellomo R, Morimatsu H, et al: Discontinuation of continuous renal replacement therapy: a post hoc analysis of a prospective multicenter observational study. Crit Care Med 2009;37:2576–2582.

11 Katayama S, Uchino S, Uji M, et al: Factors predicting successful discontinuation of continuous renal replacement therapy. Anaesth Intensive Care 2016;44:453–457.

12 Fröhlich S, Donnelly A, Solymos O, Conlon N: Use of 2-hour creatinine clearance to guide cessation of continuous renal replacement therapy. J Crit Care 2012;27:744.e1–e5.

13 Yang T, Sun S, Zhao Y, et al: Biomarkers upon discontinuation of renal replacement therapy predict 60-day survival and renal recovery in critically ill patients with acute kidney injury. Hemodial Int 2017, Epub ahead of print.

14 Chawla LS, Bellomo R, Bihorac A, Goldstein SL, Siew ED, Bagshaw SM, Bittleman D, Cruz D, Endre Z, Fitzgerald RL, et al: Acute kidney disease and renal recovery: consensus report of the Acute Disease Quality Initiative (ADQI) 16 workgroup. Nat Rev Nephrol 2017;13:241–257.

15 Cerda J, Liu KD, Cruz DN, et al: Promoting kidney function recovery in patients with AKI requiring RRT. Clin J Am Soc Nephrol 2015;10:1859–1867.

Gregorio Romero-González, MD
RTS SAS
Medellín（Colombia）
E-Mail iatros36@icloud.com

第13章 通过监测连续性肾脏替代治疗确保护理质量

Mitchell H.Rosner

Division of Nephrology, University of Virginia Health System, Charlottesville, VA, USA

摘要

连续性肾脏替代治疗(continuous renal replacement therapy, CRRT)为肾衰竭患者提供了挽救生命的治疗手段。技术进步与临床试验成果的有效结合,使 CRRT 的治疗方法和应用于患者的方式都发生了巨大的进步。然而,对于需要 CRRT 治疗的患者来说,其临床预后仍不理想。着眼于预后的改善,信息技术的应用与结构化的质量改进项目为 CRRT 交付研究提供了有效方法。此外,整合的 CRRT 治疗信息可与患者的其他实时检测数据相结合,建立循环反馈,从而促进 CRRT 处方的及时调整。我们衷心地盼望这些进展能进一步改善患者的预后。

引言

连续性肾脏替代治疗(continuous renal replacement therapy, CRRT)已成功应用近 40 年,为急性肾损伤(acute kidney injury, AKI)患者提供了临床获益,这其中的大多数患者都伴有危重症[1]。CRRT 技术的重大进展,如血液滤过器的改进、血泵技术和超滤控制系统的发展,提高了 CRRT 的安全性、有效性和适用性[2]。此外,随机临床试验为如何将 CRRT 更好、更准确地运用于 AKI 和危重病患者提供了深入见解[3-7]。然而,接受 CRRT 治疗的 AKI 危重症患者的死亡率仍然高得令人无法接受[8]。虽然没有经过严谨的研究,但已发现,在 CRRT 的提供方式方面,不同医护人员(即使在同一机构)之间存在较大差异,这可能会对结果产生负面影响[9]。因此,需要回答的问题是,CRRT 是否以最有效的方式实施,以及如何通过促进这一点改善患者预后。数据的收集和高级分析可能有益于改善 CRRT 治疗,从广义上讲,这一讨论可分为优化临床决策的数据应用以及辅助质量报告和效果改进的数据应用。

基于以上目的,明确需要捕获和优化的 CRRT 治疗监测参数是制订质量监测和改进计划的重要步骤（表 1 和表 2）。第二个关键步骤是利用这些数据预测 CRRT 并发症，如过滤器凝血，并持续优化治疗方案（图 1）。本章旨在阐述治疗期间应监测的 CRRT 参数、如何使用信息技术平台来捕获和分析这些数据以及如何将这些数据整合到临床决策和质量改进计划中。

表 1　CRRT 中需要监测的治疗参数

1. 患者特异性参数

　　a. 生命体征（血压、脉搏、体温、血氧饱和度）

　　b. 心电监测

　　c. 液体出入量

　　d. 清除率（尿素）

　　e. 血容量变化

　　f. 电解质和酸碱值

2. 治疗相关参数

　　a. 血液和透析液流量

　　b. 滤过分数

　　c. 体外回路压力（警报）

　　d. 透析导管功能和再循环

　　e. 治疗效率（在线清除率）

　　f. 超滤率及其控制

　　g. 透析液的质量及成分

　　h. 更换溶液质量及成分

　　i. 过滤器寿命

　　j. 实际交付时间（处方时间 - 停机时间）

表 2　CRRT 中需要监测的质量参数

监测参数	结果变量
剂量处方	在充分满足特定患者清除目标的情况下，选择可接受的最小剂量
滤过分数	避免可能增加凝血和治疗中断风险的过高值
适宜清除率的交付	达到适宜清除目标所用治疗天数的百分比
抗凝监测	确保过滤器使用寿命，并最大限度地减少特殊抗凝剂（如枸橼酸）带来的并发症
电解质平衡	电解质异常的改善
酸碱平衡	酸碱异常的改善

续表

监测参数	结果变量
容量平衡	规定时间内液体的净平衡量及其与患者治疗目标的相符性
透析导管功能	达到处方设定的血流量
透析导管并发症	导管置入和维护问题(出血、血管损伤、感染)
过滤器寿命	过滤器平均使用寿命
治疗中断时间	CRRT 系统每天的非运行时间
重启时间	一旦治疗中断,CRRT 需要启动所需要的平均时间
各种 CRRT 警报	

针对临床决策的技术和数据采集现状

当前的 CRRT 技术不包括对治疗数据的自动捕获和分析,如血流量和透析液流速、流体清除率、置换液流量和其他参数(见表 1)。相反,临床医生必须自行查找这些数据,下载相关值,并手动分析它们的意义和趋势。然而,这些任务耗时较多且以回顾性为主,在积极、持续透析的患者管理中价值有限。这些分析的价值通常仅限于对死亡或不良事件的"事后"评估。例如,在一个 CRRT 管路不断凝血的患者中,临床医生可能会回顾性地追溯导管血流速率、滤过分数、管路压力或抗凝剂量。然后根据这些回顾性数据对方案进行改良。然而,理想情况下,监测平台应提供一种前瞻性手段,将治疗数据与自动分析相结合,以预测临床事件并实时修订治疗方案的,从而预防并发症。例如,一种集成系统可以持续监测管路和过滤器压力,并自动调节血流量、滤过分数和其他参数,提高 CRRT 性能。

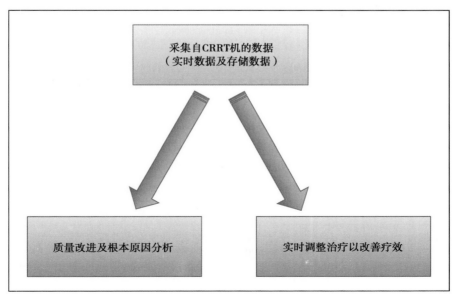

图 1   采集自 CRRT 机的数据可用于质量改进和精确治疗的实时交付

　　一个特别值得关注的领域是 CRRT 患者体液平衡的监测和管理。不断积累的数据表明，积极处理液体超负荷并维持患者容量正常对于缩短机械通气时间、缩短重症监护病房住院时间及改善死亡率至关重要[10]。然而，CRRT 的液体平衡监测通常借由整合了液体输入和输出的手动流量记录表实现。这些流量记录表出错的可能性很大，并且需要大量人力才能完成。此外，这种流量记录表每天只能分析几次，因此不易识别实际运行情况与每日液体清除目标之间的偏差。理想情况下，如下文所述，一种更为集成化和自动化的方法可能会改善预后，采用这种方法，CRRT 机可以将液体平衡与血压相结合，甚至可以动态测量患者的液体响应能力，从而实现液体平衡目标。

　　在重症监护室，大多数血流动力学数据被实时输入电子病历系统（electronic medical record，EMR），即使是在远程，也可随时用于查阅和决策。然而，目前的 CRRT 技术参数并未被常规地集成到 EMR 中，这不利于肾病专科医师和重症监护医师全盘整合数据以调整 CRRT 处方。例如，将透析液或置换液成分与血清电解质及酸碱度化验结果相结合的实时视图对临床大有裨益，未来甚至可以允许处方的自动调整。表 1 列出了大量与患者和机器相关的参数，这些参数可被监测并集成到 EMR 中以供报告和决策。

将 CRRT 治疗数据纳入质量改进

　　质量改进计划依靠准确及时的数据来查明问题的原因并制订解决方案。在精益管理策略中，这种"根本原因分析"也称为"A3 分析"，是质量改进计划的核心[11]。表 2 列出了各种可能的质量参数及可定义的指标，在实现卓越的具体目标指引下，我们可从前瞻性角度对这些指标进行跟踪。

　　Zhang 等[12,13]报道了一个基于上述方法的出色范例。在该研究中，他们仔细分析了可能与血滤器过早凝血相关的各种 CRRT 机器参数。研究者从 Prismaflex™ CRRT 机器中下载的数据包括动脉压、过滤器压力、跨膜压、废液压和静脉压等。结果显示，那些早期（<10 小时）失功的滤器与显著升高的动脉负压有关。动脉压的频繁变化也与滤器失功相关。因此，在质量改进计划中应用上述方法，将会更加尽力避免动脉压 >200 mmHg 超过 6 小时。这可能需要改变 CRRT 的透析导管或更换无法在合理压力下提供充足血流量的导管。

　　图 2 展示了如何将上述数据纳入经典的质量改进模式中，即计划、执行、研究、行动周期。计划、执行、研究、行动是检测变更效果的快捷方法，即通过制订计划来检测变更（计划）、执行检测（执行）、观察和学习结果（研究）及明确需要对检测进行哪些修改（行动）[14]。该过程的关键是定义结果测量指标（滤器失功的发生率）并明确哪些变量（动脉压）对于实现结果测量指标是至关重要的。显然，CRRT 机器必须以通用的格式提供这些数据，以便将这些数据下载到便于分析的电子表格中。在更广泛的全球范围内，这些源自各个研究机构的 CRRT 数据可被用于汇总及分析，以明确不同 CRRT 实施方法与最佳预后之间的关系。

CRRT 中应用实时动态数据改善预后

　　接受 CRRT 治疗的患者往往是不稳定的，CRRT 将对电解质和酸碱平衡、液体平衡和血流动力学参数等关键变量产生持续影响。然而，CRRT 处方的调整往往滞后于这些变量的动态变化。目前尚不清楚这是否会对预后产生负面影响，但最新版的急性透析质量倡议共识强调了 CRRT 技术的精准性和以患者为中心的必要性[15]。这意味着应以动态的方式应用 CRRT 以优化治疗结果。为达成这一目标,需要建立"反馈"回路——通过将 CRRT 数据与其他数据流(如实验室检查结果和血流动力学参数)相结合,即时调整 CRRT 处方参数。数据分析程序既可以提醒临床医生进行处方调整,也可以根据参数变化自动调整治疗方式。

上述方法的一个实例是,在图形界面上显示清晰的参数值以提供所关注 CRRT 治疗数据的实时趋势,当参数超过正常范围时,将引发警报。这类似于机械通气或其他重症监护室监测设备所产生的数据。更先进的系统实际上还可能包括自动反馈控制,根据患者的状态自动调整 CRRT 参数(例如,患者酸碱状态的变化可能引起置换液成分或 CRRT 剂量变化)。

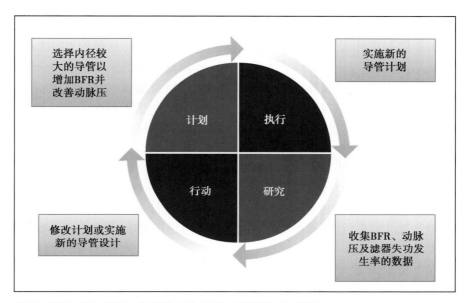

图 2　计划、执行、研究、行动的方法应用于动脉压过负问题

实现 CRRT 技术的信息化

最近,Clark 等[16]探讨了 CRRT 实现更高级别信息管理所需要的重要技术进展。他们的建议包括以下几点:以更友好的格式实时显示重要的 CRRT 参数及其趋势;将 CRRT 参数与血流动力学参数、体液和代谢参数等临床数据相整合;改善 CRRT 机器、血流动力学监测系统和 EMR 之间的连通性;建立整合的 CRRT 数据登记系统;最终形成闭合反馈控制,根据患者参数不断调整 CRRT 实施方案;采用标准化的 CRRT 监测参数。

正如 Clark 及其同事所述,Baxter Health care Sharesource 平台™ 允许以各种格式显示和分析从 CRRT 机器获取的数据(基本处方参数、滤器使用寿命、治疗停机时间、处方和交付剂量),从而实现某些连接。此外,这一平台还能将 CRRT 数据与 EMR 中的患者数据相结合,用以评估更多的动态变量,如 CRRT 启动时机、CRRT 对患者特定参数的影响及其他功能。该平台是朝着高度集成化的数据分析和更优化的质量改进方向发展的一大进步。

结语

连续性透析治疗模式已经彻底改变了我们治疗危重症患者的能力。如今,我们从最初的技术改良阶段转变为能够通过随机对照试验明确部分最佳实践方案的阶段。然而,当前患者的预后仍不理想,治疗的费用依然很高。开发强大的数据收集和分析系统可能有益于改善治疗预后。其目标有以下两个:①制订中心特有的质量改进计划;②将 CRRT 数据与患者其他数据及其他监护设备的数据流相结合,实现对 CRRT 参数的实时调节。我们期待,人工智能和机器学习算法最终能够应用于持续调整 CRRT 参数以优化治疗结果的闭合反馈控制中。

(高菊林 译,陈蕾 校)

参考文献

1 Burchard H: History and development of continuous renal replacement techniques. Kidney Int Suppl 1998;66:S120–S124.

2 Cerda J, Baldwin I, Honore PM, Villa G, Kellum JA, Ronco C; ADQI Consensus Group: Role of technology for the management of AKI in critically ill patients: from adoptive technology to precision continuous renal replacement therapy. Blood Purif 2016;42:248–265.

3 RENAL Replacement Therapy Study Investigators, Bellomo R, Cass A, Cole L, Finfer S, Gallagher M, Lo S, McArthur C, McGuinness S, Myburgh J, Norton R, Scheinkestel C, Su S: Intensity of continuous renal-replacement therapy in critically ill patients. N Engl J Med 2009;361:1627–1638.

4 VA/NIH Acute Renal Failure Trial Network, Palevsky PM, Zhang JH, O'Connor TZ, Chertow GM, et al: Intensity of renal support in critically ill patients with acute kidney injury. N Engl J Med 2008;359:7–20.

5 Zarbock A, Kellum JA, Schmidt C, Van Aken H, Wempe C, Pavenstadt H, Boanta A, et al: Effect of early vs delayed initiation of renal replacement therapy on mortality in critically ill patients with acute kidney injury: the ELAN randomized clinical trial. JAMA 2016; 315:2190–2199.

6 Gaudry S, Hajage D, Schortgen F, et al: Initiation strategies for renal-replacement therapy in the intensive care unit. N Engl J Med 2016; 375:122–133.

7 Ricci Z, Romagnoli S, Villa G, Ronco C: Modality and dosing of acute renal replacement therapy. Minerva Urol Nefrol 2016;68:78–86.

8 Fayad AI, Buamscha DG, Ciapponi A: Intensity of continuous renal replacement therapy for acute kidney injury. Cochrane Database Syst Rev 2016;10:CD010613.

9 Overberger P, Pesacreta M, Palevsky PM; VA/NIH Acute Renal Failure Trial Network: Management of renal replacement therapy in acute kidney injury: a survey of practitioner prescribing practices. Clin J Am Soc Nephrol 2007;22:623–630.

10 O'Connor ME, Prowle JR: Fluid overload. Crit Care Clin 2105;31:803–821.

11 Branco D, Wicks AM, Visich JK: Using quality tools and methodologies to improve a hospital's quality position. Hops Top 2017; 95:10–17.

12 Zhang L, Baldwin I, Zhu G, Tanaka A, Bellomo R: Automated electronic monitoring of circuit pressures during continuous renal replacement therapy: a technical report. Crit Care Resus 2015;17:51–54.

13 Zhang L, Tanaka A, Zhu G, Baldwin I, Eastwood GM, Bellomo R: Patterns and mechanisms of artificial kidney failure during continuous renal replacement therapy. Blood Purif 2016;41:254–263.

14 http://www.ihi.org/resources/Pages/Tools/PlanDoStudyActWorksheet.aspx (accessed August 6, 2017).

15 Kellum JA, Ronco C: The 17th acute dialysis quality initiative international consensus conference: introducing precision renal replacement therapy. Blood Purif 2016;42:221–223.

16 Clark WR, Garzotto F, Neri M, Lorenzin A, Zaccaria M, Ronco C: Data analytics for continuous renal replacement therapy: historical limitations and recent technology advances. Int J Artif Organs 2016;39:399–406.

Mitchell H.Rosner, MD
Division of Nephrology, University of Virginia Health System
Box 800133 HSC
Charlottesville, VA 22908 (USA)
E-Mail mhr9r@virginia.edu

第 14 章　连续性肾脏替代治疗质量控制和效果评估

Bo Shen [a-e] · Jiarui Xu [a-e] · Yimei Wang [a-e] · Wuhua Jiang [a-e] · Jie Teng [a-e] · Xiaoqiang Ding [a-e]

[a] Department of Nephrology, Zhongshan Hospital, Fudan University, Shanghai, [b] Shanghai Medical Center of Kidney Disease, Shanghai, [c] Shanghai Institute of Kidney and Dialysis, Shanghai, [d] Shanghai Key Laboratory of Kidney and Blood Purification, Shanghai, [e] Shanghai Quality Control Center for Hemodialysis, Shanghai, China

摘要

　　连续性肾脏替代治疗（continuous renal replacement therapy，CRRT）是目前应用最广泛的肾脏替代治疗（renal replacement therapy，RRT）模式之一，这种治疗模式是大多数危重症患者的初始肾脏替代治疗模式。然而，总体而言 CRRT 并没有达到最佳治疗效果，且 CRRT 的治疗质量受到很多因素的影响，包括最佳 CRRT 处方及精准交付、CRRT 者的专业水平以及所使用的 CRRT 机器。所以，建立一个覆盖 CRRT 所有影响因素和进程的综合质量控制体系是十分重要的。为保证 CRRT 的高质量，必须制定、评估和实施针对 CRRT 结构、过程及结果的质量控制措施。目前，已经发现了一些潜在提高 CRRT 质量的方法，如提供专业的 CRRT 相关培训、建立专业的团队及利用枸橼酸抗凝来延长滤器的使用寿命，但这些方法都还需要进一步的验证。毕竟，CRRT 不是一成不变的，在这一领域要做的工作还有很多，完善 CRRT 质量控制体系仍需要更多的证据，这些都是我们未来要完成的挑战。

引言

　　连续性肾脏替代治疗（continuous renal replacement therapy，CRRT）应用于重症患者的治疗已经有 40 年的历史，急性肾损伤（acute renal injury，AKI）的流行病学研究（AKI-EPI 研究）发现 CRRT 是肾脏替代治疗（renal replacement therapy，RRT）最主要的模式，超过 75% 的危重症患者将 CRRT 作为起始肾脏替代治疗模式[1]。这些病人往往更容易发生不良事件和医疗纠纷,且有着较高的死亡率。因此,对这些患者来说,高质量的 CRRT 及护理尤为重要。

尽管医疗工作者已经认识到高质量的 CRRT 是决定重症 AKI 患者预后的重要因素[2],但要建立综合全面的 CRRT 质量控制体系仍需要更多的研究。许多因素会影响 CRRT 的治疗质量,包括 CRRT 处方及 CRRT 的实施(如启动时机、剂量、导管、模式及抗凝剂等)、环境(如 CRRT 实施者、实施者的专业知识及 CRRT 教育体系等)和 CRRT 设备(滤过膜、报警灵敏度、设备稳定和精确的运转及子数据记录软件等)。事实上,对这些因素的争议尚未达成共识,这也是建立 CRRT 质量控制体系如此困难的原因之一。Rewa 等[3]的系统评价发现了18 项 CRRT 特有的质量指标(quality indicators,QIs)。值得注意的是,这些质量指标主要聚焦于 CRRT 的处方、监测和实施等过程指标,而对 CRRT 相关人员、材料和组织机构因素等结构指标以及患者治疗中和治疗后的健康状况等结果指标关注甚少。要实现 CRRT 常规的评估及监测从理论到实践的跨越,任重而道远。

本章对目前的 CRRT 质量进行了评价,既而讨论了 CRRT 的质量控制体系及质量效果评估(quality measures,QMs),最终提出了一些潜在的 CRRT 质量改进方法。

CRRT 质量现状

总的来说,CRRT 并没有达到最佳的治疗效果[4]。事实上,CRRT 相关的不良事件发生率很高,这些不良事件明显影响着 CRRT 的质量及安全性。此外,许多研究显示,CRRT 的诊断和治疗在不同的中心存在很大的差异[6]。一项大型的横断面研究显示,在中国,接受RRT 的患者中仅有 59.3% 具有 RRT 的明确指征。这些证据表明,在 CRRT 领域,临床指南的缺乏影响了 CRRT 的质量。

临床工作中,实际 CRRT 交付与 CRRT 处方往往存在相当大的差异[1]。第一,CRRT剂量被认为是影响预后的重要决定因素,但高质量的随机对照试验表明高剂量 - 强度的CRRT 与低剂量 - 强度的 CRRT 相比并不能改善重症 AKI 患者的预后[7,8]。此外,CRRT 的处方剂量与实际交付剂量往往相去甚远。第二,不同中心选择的 CRRT 模式也不全相同。CRRT 清除溶质的机制为弥散、对流及两者联合。尽管对流对中分子物质的清除效果比弥散更好,但目前没有研究表明对流与弥散相比能提高患者的存活率。因此,CRRT 的模式选择主要取决于临床医生的偏好、经验及 CRRT 机器本身的性能。第三,即使最新的研究表明局部枸橼酸抗凝(regional citrate anticoagulation,RCA)有利于 CRRT 管路的维护,但许多医疗中心依然选择普通肝素或低分子肝素作为主要的抗凝剂。最后,CRRT 的启动时机尚无定论,近期的随机对照试验甚至得出了互相矛盾的结论[9,10]。值得注意的是,几乎所有的试验都以尿素氮或肌酐(creatinine,Cr)水平来评估 AKI 的严重程度,并在此基础上将病人随机分为早期治疗组和延迟治疗组。事实上,血尿素氮或 Cr 水平不是决定 AKI 患者预后的关键因素,大多数危重症 AKI 患者的高死亡率与其合并的容量超负荷、高钾血症及代谢性酸中毒有关。最佳的 CRRT 启动时机应结合实际情况来确定。例如,对于心脏手术后的 AKI 患者,更应该关注容量超负荷的问题,而不是氮质血症。此外,新的 AKI 生物标志物和预测模型在确定 CRRT 启动时机方面具有潜在优势,但还需要进一步验证。上述这些差别可能会造成 CRRT 临床实践的广泛差异。那也就不难理解,这些差异必然导致 CRRT无法达到最佳效果。

CRRT 质量的效果评估

QMs 提供了一种衡量、检测、评估和沟通健康管理系统各个方面的方法,从而确保高质量的治疗交付。最佳的 QMs 应具备几个特征,如重要性、实用性、可行性和循证医学性[11]。重要性意味着 QMs 与结局有很强的联系,实用性和可行性意味着 QMs 是明确定义的、可靠的、有效的、可操作的及负责任的。循证医学性意味着 QMs 是科学合理的。一个综合的 CRRT 质量控制系统应具备能够全方位、全过程覆盖 CRRT 的 QMs(表 1)。

表 1　推荐 CRRT 质量评估表

CRRT 方面	推荐的质量评估(适用情况下建议的基准值)
CRRT 的处方及交付	处方和交付废液剂量[至少 20 ~ 25ml/(kg·h),按实际情况调整] 循环管路寿命(与处方相符) 滤器凝血 / 非常规更换管路(尽可能减少) 补充电解质
CRRT 流程及效率	从决定实施 CRRT 到实际启动 CRRT 的时间(间隔时间 <3 小时) 延迟启动 CRRT 的原因 24 小时内的有效治疗时间(至少 20 小时)
CRRT 评估	医护人员专业培训 专业的 CRRT 团队 质量标准 以肾脏病学为中心的多学科协作团队
患者预后	实现体液平衡(不超过 24 小时,没有并发症的情况下越快越好) 实现电解质、酸碱平衡(不超过 24 小时,没有并发症的情况下越快越好) 病人安全事件 / 医疗事故(越少越好) 透析导管相关并发症(越少越好) 死亡率 / 肾功能恢复(未知)

此外,Denabedian 质量控制框架被广泛用于 QMs 的定义[12]。它可以按照医疗健康分为 3 个方面:结构、过程和结果。结构 QIs 指的是环境、操作者的资质和组织管理系统。过程 QMs 指的是治疗交付的各个组成部分。结果 QMs 指的是患者的疾病治愈、功能康复和生存率。在这个控制系统里,结构 QMs 包括 CRRT 操作者、处方和前提条件,这些都是开展 CRRT 的必要条件。根据 Denabedian 质量控制框架的定义,CRRT 的理想结果 QMs 应该是接受 CRRT 患者的死亡率、治愈率及肾功能恢复情况。CRRT 的过程 QMs 包含两方面,一方面是 CRRT 本身的实施效果,另一方面是 CRRT 目标的达成情况。CRRT 的质量实施QIs,如有效治疗时间、实际治疗剂量和滤器性能(管路和滤器寿命及滤器凝血的频率等),既往被应用在许多评估 CRRT 质量的研究中。CRRT 最主要的目的是有效和安全,例如维持体液、电解质和酸碱平衡以及避免 CRRT 过程中的不良事件。与死亡率等结果 QIs 不同的是,这些过程指标可以在 CRRT 的治疗交付过程中进行评估,它们不仅会显著影响结果指标,还能用来改进结构 QIs。上述各方面构成了 CRRT "6P" 综合质量控制体系(图 1)。

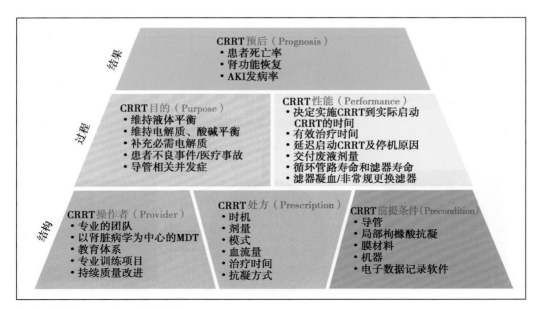

图 1　"6P" CRRT 质量控制系统

CRRT 剂量

根据 ATN 和 RENAL 调查研究,目前已经达成共识,"高剂量"的 CRRT 与常规剂量相比没有明显的优越性。因此,改善全球肾脏病预后组织(Kidney Disease Improving Global Outcomes,KDIGO)和急性透析质量倡议(Acute Dialysis Quality Initiative,ADQI)推荐 CRRT 基于废液流量的治疗剂量至少为 20 ~ 25ml/(kg·h)[13,14]。事实上,CRRT 剂量的综合评估不仅包括溶质的清除,还包括容量、电解质和酸碱平衡的控制,但这些因素在先前的研究和指南中都没有引起足够的重视。

然而,CRRT 的治疗剂量在治疗过程中并不是一成不变的。在临床实践中,CRRT 的 QMs 不应只注重基础剂量[即至少 20 ~ 25ml/(kg·h)],还应关注其实现每日特定目标的能力。这种个体化的治疗方案允许以更精准的方法来满足危重症患者不断变化的治疗需求[15]。例如,在 CRRT 起始治疗时可以使用较大治疗剂量,随着病情的变化可逐步调整至常规治疗剂量。与之类似,当一个病情稳定的患者合并了新发的严重感染,此时 CRRT 的治疗剂量应予以增加。因此,ADQI 提倡包括溶质控制在内的精准 CRRT,这要求 CRRT 剂量是动态变化的,医疗工作者要意识到在不同患者之间及同一患者的不同疾病阶段其目标物质和非目标物质清除方面的变化。目前已经提出针对 CRRT 剂量需要监测的 QMs,但在应用其指导 CRRT 最佳治疗剂量之前仍需进一步验证[13](图 2)。

此外,实际交付剂量和处方剂量之比(剂量 $_{D/P}$)也是 CRRT 的一个重要 QM。这一概念具体是指 CRRT 一段时间内实际废液流出量和处方设定流出量的比值。这个指标的计算是以基于尿素或肌酐清除率的实际交付剂量除以处方剂量。Lyndon 等[16]研究发现在高剂量[35ml/(kg·h)]的连续性静脉 - 静脉血液透析滤过(continuous veno-venous hemodiafiltration,CVVHDF)治疗模式中,实际交付的尿素氮清除率和测量废液总量所得的剂量相差 7.1%(P<0.001),肌酐清除率更是相差 13.9%(P<0.001),这表明使用常规治疗剂量

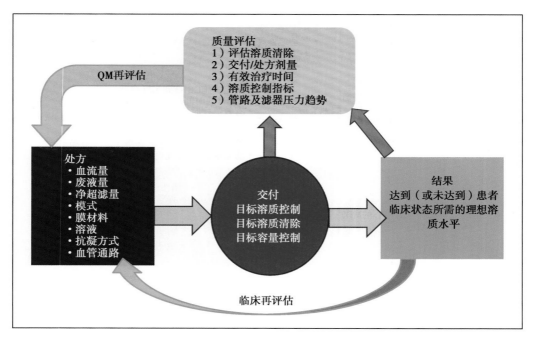

图2　动态 CRRT 剂量评估流程图

时,处方设定的废液流量高估了 CVVHDF 模式的实际溶质清除效果。因此,可以通过直接测量溶质清除率来评估是否达到了目标 CRRT 剂量。在有效的 CRRT 中,剂量 $_{D/P}$ 基础值应该超过 0.80。

CRRT 启动时机

这个 QM 可以用两种方式来解释,第一种是时机的经典定义,它意味着启动 CRRT 的最佳标准。临床实践中,CRRT 启动时机与很多因素有关,是不断变化的。例如,心脏外科手术患者的相对或绝对液体平衡更为重要,所以启动 CRRT 的时机可能需要因此发生改变。Xu 等[17]的研究表明,在 ICU 病房中,手术后累积的容量超负荷持续 ≥ 7.2% 会对患者 90 天的短期预后产生不良影响,这可能为心脏手术后 AKI-RRT 患者的容量控制提供一种新的策略。Yang 等[18]研究发现,心脏手术后患者出现容量超负荷时,接受早期 CRRT 的患者比接受标准 RRT 患者的死亡率更低、肾功能恢复更快、肾功能恢复率更高。遗憾的是,到目前为止,我们仍然没有可靠的最佳时机指标,这一 QM 很难在实践中应用和推广

另一种时机的解释是实际启动 CRRT 的时间点与具有 CRRT 适应证的时间点之间的时间间隔。总的来说,这个时间间隔为识别 CRRT 适应证到 CRRT 准备的时间间隔。肾脏应急治疗团队[19]也许可以有效缩短这一时间间隔,从而使患者获得更好的治疗效果。ADQI 也提倡对大部分患者在出现 CRRT 紧急治疗指征后 3 小时内启动 CRRT[20]。

滤器寿命

循环管路寿命是指从体外血液循环开始到因管路凝血而下机的时间。出现以下几种情

况需要考虑管路凝血：(i)跨膜压 >300mmHg；(ii)可见血凝块阻塞血流；(iii)血凝块阻塞导致血泵停转。该 QM 因 CRRT 中断而被重点评估。

　　提高滤器寿命的方法有很多，例如维持稳定的血流量、缩短意外的治疗暂停时间、选择最佳的抗凝策略。特别是枸橼酸抗凝剂的合理应用，将使滤器寿命显著延长。Gattas 等[21]开展的随机对照试验表明，局部枸橼酸抗凝(regional citrate anticoagulation，RCA)的滤器中位寿命显著高于肝素抗凝(39.2 小时 vs 22.8 小时)。值得一提的是，很多中心认为滤器的滤过性能在使用 24 小时后会大幅下降，所以每 24 小时便更换一次滤器。无论如何，要使CRRT 滤器达到预期的使用寿命，定期监测滤器情况是至关重要的。

溶质清除剂量

　　溶质清除剂量是指持续测量 CRRT 的溶质清除效果来评估滤器的性能(即筛选系数)。临床上经常使用尿素或 Cr 的清除率来评估滤器滤过率和滤器阻塞情况。这个指标可通过血液与废液尿素之比计算。目前认为滤器清除剂量的基础值不宜小于 0.80。

　　一些研究表明，滤器的性能会在使用 24 小时后会大幅下降，所以很多医疗中心会每24 小时更换一次滤器，同时在临床工作中定期检测氮质血症、酸碱平衡及电解质。在这种情况下，溶质清除剂量的检测相对而言就没有那么重要。

有效治疗时间

　　在实际临床工作中，CRRT 并非真正一直持续不断。各种因素导致 CRRT 的中断都会严重影响 CRRT 的有效治疗时间。有效治疗时间是指患者在接受 CRRT 的 24 小时内，总共得到的平均治疗时间。Uchino 等[22]研究发现患者在接受连续性静脉 - 静脉血液滤过(continuous veno-venous hemofiltration，CVVH)治疗时平均每日停机时间约为 3 小时。他们建议每天 CVVH 有效治疗时间应至少达到 16 小时，以维持每个 24 小时周期内肌酐和尿素浓度的稳定。

　　此外，医护人员应该在健康系统中记录和分析每次停机的原因，以持续改进治疗质量。这将是 CRRT 质量的重要保证。大多数情况下，导致 CRRT 停机一般是因为不稳定的血流量、非常规的滤器更换和低效的医疗统筹管理(如安排了过多的 ICU 外影像学检查)。因此，我们可以通过很多方式来提高有效治疗时间。

液体管理

　　CRRT 的主要功能是维持机体的代谢稳定，目前公认 CRRT 为血流动力学不稳定的患者提供了一个良好的液体清除平台[23]，因此，液体管理和溶质清除逐渐成为 CRRT 的主要目标。在某些情况下，如心脏手术后的 AKI 患者，液体管理是 CRRT 的主要目标。

　　基于上述原因，液体管理应该成为 CRRT 的 QM 之一。对于接受 CRRT 的患者，最重要的治疗目标之一应该是维持每日体液平衡。所以，对于此类患者应设定每日体液平衡目标并定期评估。在某些情况下，为了实现对液体管理更精确的控制，应该更频繁(如间隔 4 或6 小时)地评估液体平衡。在 CRRT 过程中，实时准确的记录患者的液体出入量是十分重要的，不仅可以防止体液的蓄积，同时也可以维持机体容量平衡。

不良事件

不良事件严重影响 CRRT 的安全性,医护人员要避免任何的不良事件的发生。Akhoundi 等[5]的研究发现几乎所有(97%)接受 CRRT 的患者都至少会遭遇一个不良事件,例如新发的低血压(CRRT 开始的 1 小时内,43%)、体温过低(44%)、新发的心律失常(29%)、新发的贫血(31%)和血小板减少(40%)。在接受 RCA 的 CRRT 患者中,临床上最常见的电解质紊乱是低离子钙血症(22%)、高离子钙血症(23%)和高磷血症(44%)。此外,导管相关感染和出血在接受 CRRT 的危重病人中也很常见。因此,CRRT 团队的规范操作在减少不良事件方面具有重要意义。

CRRT 质量改进的潜在方法

延长滤器寿命

规范的 CRRT 抗凝策略,尤其是使用 RCA 方案,可以保证管路运行稳定。目前已有研究表明 RCA 能有效延长滤器的使用寿命[24]。与肝素抗凝相比,RCA 的凝血机制相当复杂且需要定期监测血钙浓度。护理人员的培训对于 RCA 实施的规范化和准确性至关重要。此外,在医院决策层面,是否购买具有 RCA 功能的 CRRT 设备也十分重要。

血流量不稳定是滤器凝血的重要原因,因此,标准的透析血管通路位置、深度、类型和尺寸将提高 CRRT 的管路性能,降低发生血管通路相关并发症的风险。Morgan 等[25]的研究表明,与尖端位于上腔静脉的短导管相比,使用较长的尖端可达右心房的软硅胶短期透析导管不仅是安全的,还能提高透析器寿命和每日 CRRT 交付剂量。一般情况下,目前比较推荐使用无侧孔且长度可达腔静脉顶部的导管。

透析技术和设备的改进

一些新型的膜材料已经显示出改善 CRRT 质量的潜力。使用表面覆盖肝素的膜材料理论上可以减少滤器凝血、提高透析效率同时确保 CRRT 的剂量交付[26]。但是,上述新型膜材料的理论优势目前还需要更多的证据支持[27]。

新一代 CRRT 机器具有更多的功能,包括电子数据系统。CRRT 团队可以利用 CRRT 过程中收集的数据来持续改进治疗质量。同时,医护人员希望能在 CRRT 机器上集成自动电子报警系统并提前发出警报。例如,迅速增加的滤器压降可能预示着滤器意外凝血,此时,及时的电子警报必然会提醒 CRRT 团队更换滤器。

专业教育和专业 CRRT 团队

众所周知,在肾脏专科就诊的 AKI 患者预后更佳,同样的道理,专业及专门的 CRRT 团队绝对能提供更高质量的 CRRT。Oh 等[28]研究发现,管理良好的 CRRT 团队能通过改善治疗质量来提高 ICU 中需要 CRRT 的 AKI 患者的临床预后。此外,与药剂师合作也有助于 CRRT 团队调整药物治疗方案,防止药物蓄积,确保抗生素剂量适当[29,30]。

由于肾内科和重症医学科都可以提供 CRRT,目前存在关于谁将领导 CRRT 的争论。最近的观点是,高质量的 CRRT 不可能由任何单独的部门执行,所以一个专业的多学科协作团队是最好的选择。重症医学科与肾脏病学科的密切合作对提供高质量的 CRRT 具有重要意义[31]。

结语

目前,CRRT 的治疗质量总体上仍未达到最佳水平。影响 CRRT 质量的因素有：CRRT 的处方和交付、环境及 CRRT 设备。一个综合的质量控制体系应全方位、全过程地覆盖 CRRT 的所有环节。为了保证高质量的 CRRT,需要制定、评估和实施 CRRT 的 QMs。目前已经发现了一些潜在的提高 CRRT 质量的方法,如专业的教育和专业的 CRRT 团队以及使用 RCA 来延长滤器寿命,但这些方法都还需要进一步的研究来验证。毕竟,CRRT 不是一成不变的,需要做的工作还有很多,完善 CRRT 质量控制体系仍需要更多的证据,这些都是我们未来需要完成的挑战。

（张凌　译,陈蕾　校）

参考文献

1　Hoste EA, Bagshaw SM, Bellomo R, et al: Epidemiology of acute kidney injury in critically ill patients: the multinational AKI-EPI study. Intensive Care Med 2015;41:1411–1423.

2　Connor MJ, Karakala N: Continuous renal replacement therapy: reviewing current best practice to provide high-quality extracorporeal therapy to critically ill patients. Adv Chronic Kidney Dis 2017;24:213–218.

3　Rewa OG, Villeneuve PM, Lachance P, et al: Quality indicators of continuous renal replacement therapy (CRRT) care in critically ill patients: a systematic review. Intensive Care Med 2017;43:750–763.

4　Rewa O, Mottes T, Bagshaw SM: Quality measures for acute kidney injury and continuous renal replacement therapy. Curr Opin Crit Care 2015;21:490–499.

5　Akhoundi A, Singh B, Vela M, et al: Incidence of adverse events during continuous renal replacement therapy. Blood Purif 2015;39:333–339.

6　Srisawat N, Sileanu FE, Murugan R, et al: Variation in risk and mortality of acute kidney injury in critically ill patients: a multicenter study. Am J Nephrol 2015;41:81–88.

7　VA/NIH Acute Renal Failure Trial Network, Palevsky PM, Zhang JH, O'Connor TZ, et al: Intensity of renal support in critically ill patients with acute kidney injury. N Engl J Med 2008;359:7–20.

8　RENAL Replacement Therapy Study Investigators, Bellomo R, Cass A, Cole L, et al: Intensity of continuous renal-replacement therapy in critically ill patients. N Engl J Med 2009;361:1627–1638.

9　Gaudry S, Hajage D, Schortgen F, et al: Initiation strategies for renal-replacement therapy in the intensive care unit. N Engl J Med 2016;375:122–133.

10　Zarbock A, Kellum JA, Schmidt C, et al: Effect of early vs delayed initiation of renal replacement therapy on mortality in critically ill patients with acute kidney injury: the ELAIN randomized clinical trial. JAMA 2016;315:2190–2199.

11　McGlynn EA: Introduction and overview of the conceptual framework for a national quality measurement and reporting system. Med Care 2003;41(1 suppl):I1–I7.

12　Ayanian JZ, Markel H: Donabedian's lasting framework for health care quality. N Engl J Med 2016;375:205–207.

13　Bagshaw SM, Chakravarthi MR, Ricci Z, et al: Precision continuous renal replacement therapy and solute control. Blood Purif 2016;42:238–247.

14　Khwaja A: KDIGO clinical practice guidelines for acute kidney injury. Nephron Clin Pract 2012;120:c179–c184.

15　Kellum JA, Ronco C: Dialysis: results of RENAL – what is the optimal CRRT target dose. Nat Rev Nephrol 2010;6:191–192.

16　Lyndon WD, Wille KM, Tolwani AJ: Solute clearance in CRRT: prescribed dose versus actual delivered dose. Nephrol Dial Transplant 2012;27:952–956.

17　Xu J, Shen B, Fang Y, et al: Postoperative fluid overload is a useful predictor of the short-term outcome of renal replacement therapy for acute kidney injury after cardiac surgery. Medicine (Baltimore) 2015;94:e1360.

18　Yang XM, Tu GW, Gao J, et al: A comparison of preemptive versus standard renal replacement therapy for acute kidney injury after cardiac surgery. J Surg Res 2016;204:205–212.

19　Rizo-Topete LM, Rosner MH, Ronco C: Acute kidney injury risk assessment and the nephrology rapid response team. Blood Purif 2017;43:82–88.

20 Ostermann M, Joannidis M, Pani A, et al: Patient selection and timing of continuous renal replacement therapy. Blood Purif 2016; 42:224–237.

21 Gattas DJ, Rajbhandari D, Bradford C, Buhr H, Lo S, Bellomo R: A randomized controlled trial of regional citrate versus regional heparin anticoagulation for continuous renal replacement therapy in critically ill adults. Crit Care Med 2015;43:1622–1629.

22 Uchino S, Fealy N, Baldwin I, Morimatsu H, Bellomo R: Continuous is not continuous: the incidence and impact of circuit "downtime" on uraemic control during continuous veno-venous haemofiltration. Intensive Care Med 2003;29:575–578.

23 Bouchard J, Soroko SB, Chertow GM, et al: Fluid accumulation, survival and recovery of kidney function in critically ill patients with acute kidney injury. Kidney Int 2009;76:422–427.

24 Liu C, Mao Z, Kang H, Hu J, Zhou F: Regional citrate versus heparin anticoagulation for continuous renal replacement therapy in critically ill patients: a meta-analysis with trial sequential analysis of randomized controlled trials. Crit Care 2016;20:144.

25 Morgan D, Ho K, Murray C, Davies H, Louw J: A randomized trial of catheters of different lengths to achieve right atrium versus superior vena cava placement for continuous renal replacement therapy. Am J Kidney Dis 2012;60:272–279.

26 Lavaud S, Paris B, Maheut H, et al: Assessment of the heparin-binding AN69 ST hemodialysis membrane: II. Clinical studies without heparin administration. ASAIO J 2005; 51:348–351.

27 Sagedal S, Witczak BJ, Osnes K, et al: A heparin-coated dialysis filter (AN69 ST) does not reduce clotting during hemodialysis when compared to a conventional polysulfone filter (F×8). Blood Purif 2011;32:151–155.

28 Oh HJ, Lee MJ, Kim CH, et al: The benefit of specialized team approaches in patients with acute kidney injury undergoing continuous renal replacement therapy: propensity score matched analysis. Crit Care 2014;18:454.

29 Afshartous D, Bauer SR, Connor MJ, et al: Pharmacokinetics and pharmacodynamics of imipenem and meropenem in critically ill patients treated with continuous venovenous hemodialysis. Am J Kidney Dis 2014;63:170–171.

30 Shotwell MS, Madonia PN, Connor MJ, et al: Ciprofloxacin pharmacokinetics in critically ill patients receiving concomitant continuous venovenous hemodialysis. Am J Kidney Dis 2015;66:173–175.

31 Askenazi DJ, Heung M, Connor MJ, et al: Optimal role of the nephrologist in the intensive care unit. Blood Purif 2017;43:68–77.

Xiaoqiang Ding
Department of Nephrology
Zhongshan Hospital, Fudan University
Shanghai 200032 (China)
E-Mail ding.xiaoqiang@zs-hospital.sh.cn

第 15 章　儿科连续性肾脏替代治疗

Stuart L.Goldstein

Cincinnati Children's Hospital Medical Center, University of Cincinnati College of Medicine, Cincinnati, OH, USA

摘要

　　儿科患者给连续性肾脏替代治疗(continuous renal replacement therapy,CRRT)提出了大量临床和技术上的挑战,可喜的是,在过去的 40 年中,这些问题已逐步得到解决。儿童患者为急性肾损伤(acute kidney injury,AKI)和 CRRT 研究提供了一个信息量丰富的人群,这是因为儿科医生在医疗活动中常常从预防的角度出发,且儿童患者不同于成人,极少出现严重的慢性并发症,故而避免了这些并发症对研究的干扰。此外,在任何一个单独儿科中心接受治疗的患者数量都相对较少,客观上也促成了多中心的合作,极大地推进了 CRRT 的临床和技术研究。本章节将专门探讨儿科领域的具体问题及其对 CRRT 研究的贡献。

回顾过去

　　过去,为儿童患者提供连续性肾脏替代治疗(continuous renal replacement therapy,CRRT)治疗时常常会遇到各种各样的技术和临床问题,通过解决这些问题,极大地改善了 CRRT 的实施方法和技术水平,如今,这些成果正被推广应用至所有接受 CRRT 治疗的患者。为所有年龄和体型的儿科患者——从嗷嗷待哺的婴儿到绮纨之岁的少年,提供最佳肾脏替代治疗(renal replacement therapy,RRT)治疗模式的渴望,促使我们完成了从引用技术向定制技术的飞跃。最初,CRRT 是以连续性动脉 - 静脉血液滤过的形式提供的[1],但随着重量控制 CRRT 体液平衡平台的出现,20 世纪 90 年代中期,连续性静 - 静脉模式在儿童患者中得到广泛应用[2]。早期儿科 CRRT 的概念和实践活动主要基于小型单中心的病例分析数据,并侧重于治疗的技术层面。尽管这些研究是儿科 CRRT 领域的重要基石,但它们并没有提供关于最佳实践的深入见解,也未能评估相关实践对于患者预后的影响。一项大型(尽管是单中心)的研究证实,所有符合儿科年龄及体型标准的患者,无论其基础病如何,均可行 CRRT 治疗,并且患者的存活与年龄和基础疾病状态无关[3]。这项结果至关重要,它击碎了 CRRT

治疗领域中甚嚣尘上的极端言论,即 CRRT 治疗对儿童患者无效论,也带动了研究者对进一步改善儿科 CRRT 治疗预后的研究热情。随后,儿科 CRRT 在儿科医生的思维模式和临床实践的不断推动下,产生了许多开创性的研究成果,这些成果在成人领域也得到了转化和验证。儿科医生注重预防(如免疫接种、预防伤害措施),并习惯根据患者体型大小给药。这些思维特点促使儿科医生将视线聚焦于相对容量积累(基于患者体重的液体超负荷百分比)与早期行 CRRT 避免严重容量超负荷之间的相关性研究。

现行做法和证据

目前儿科 CRRT 实践大多是基于"前瞻性儿童 CRRT(Prospective Pediatric CRRT,ppCRRT)注册工作组"所发表的经验[4]。2001 年到 2005 年,ppCRRT 作为一项前瞻性观察队列研究,共纳入了来自美国 13 个中心的 344 名患者,这些受试者均将 CRRT 治疗作为其临床标准治疗的一部分。ppCRRT 对年龄从 1 天到 25 岁、体重从 1.3kg 到 160kg 不等的患者进行了评估;注册表中描述了 11 种不同的原发性诊断,其中最具代表性的是败血症、干细胞移植、心脏病、肝病和恶性肿瘤。此外,ppCRRT 还评估了接受 CRRT 的非肾病适应证(包括先天性代谢异常和外源性中毒)患者的治疗和预后。ppCRRT 的主要目的是评估不同人口学特征、临床治疗模式和患者预后之间的关系,以及 CRRT 实施情况和 CRRT 滤器寿命之间的相关性。

患者预后

儿科 CRRT 研究中患者的主要结局通常为出院时的生存情况。与重症监护病房的任何研究一样,患者的预后受到患者病情严重程度的影响。大多数研究使用儿童死亡风险(pediatric risk of mortality,PRISM)评分,该评分是在重症监护病房(intensive care unit,ICU)入院时计算的,与 ICU 死亡风险相关。ppCRRT 使用了相对更科学的 PRISM 2 评分,因为这一评分没有将肾功的直接评估结果作为计算变量。

启动 CRRT 的适应证

在制订预防、缓解或逆转急性肾损伤(acute kidney injury,AKI)的治疗方案之前,目前的 AKI 治疗方案大多是支持性的。减少肾毒性药物使用以及 RRT 时机选择仍然是当下 AKI 治疗中仅有的两个可调整的因素。以明确成人 CRRT 治疗最佳时机为目的的研究工作大多侧重于比较不同 AKI 分期、BUN 水平或时间先后对其的影响,这些内容在本书的其他章节中有详细的阐述。然而,如上所述,儿童 CRRT 相关文献常常将容量负荷过重作为启动 CRRT 的一个重要指标,主要原因是它会对肺功能产生明显的不良影响,当重症患儿需要提供充足的营养支持时尤其要注意容量负荷过重。此外,血肌酐在基线值基础上增加一倍或持续少尿达 16 小时以上时,重症患儿死亡率明显增加[5],这一事实表明,以终末期肾病中适用的 RRT 起始标准(如高钾血症、低钙血症、肺水肿等危及生命的指征)判断儿童 CRRT 启动时机可能是错误的。

儿科 CRRT 的多项观察研究表明,从进入 ICU 到启动 CRRT 治疗这段时间的液体负荷程度与死亡率之间存在明显的相关性[6],其中最有力的证据来自于对 ppCRRT 注册数据集的分析。该研究对启动 CRRT 时已经累积的液体进行分层(≤ 10、>10 ~ 20 和 >20%)[7],分层标准基于液体超负荷百分比 {计算公式:容量负荷(%FO)=[液体流入量(L) - 流体输出

(L)]/ICU 入院体重（kg）× 100%}。研究表明，死亡率的增加与容量超负荷水平有关（图 1）。该研究至关重要的发现是，无论使用哪种评判标准（PRISM2 评分、脓毒症患病率、多器官衰竭和恶性肿瘤），中度容量超负荷（> 10%~20%）患者的病情都重于低容量负荷组，但重度容量负荷组患者的病情严重程度却与中等程度组相似。据此我们可以推断，在疾病严重程度上重度容量负荷组与中等程度组相比无明显差别，因此没有给予过量液体的依据。此外，容量超负荷 >20% 时，死亡风险增加 8.5，高于多器官衰竭、脓毒症或恶性肿瘤等不易纠正的危险因素。最后，一项针对多器官衰竭患者（定义为接受有创机械通气和一种血管活性药物的患者）的早期 ppCRRT 分析显示，与存活患者相比，死亡患者不仅有更重的容量负荷[8]，其启动 CRRT 时的平均中心静脉压为 21mmH$_2$O，远高于 8 ~ 12mmH$_2$O 这一液体复苏建议值。综上所述，CRRT 能预防液体累积量大于 >20% 的重度容量超负荷，并可能提高生存率。在 CRRT 的早期，治疗目标以维持当前的液体平衡状态为主，在患者有足够的血流动力学稳定性来耐受净脱水之前，不一定要达到液体净负平衡[9]。

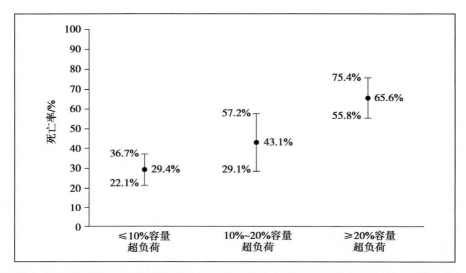

图 1　按照容量超负荷程度分层的儿童重症监护病房 CRRT 患儿死亡率。误差条代表了各组死亡率的 95%CIs。三组间死亡率差异有统计学意义。容量超负荷 ≥ 20% 患者的死亡率明显高于 <10% 组和 10%~20% 组。容量超负荷在 10%~20% 的患者与 <10% 组相比，死亡率有上升趋势，但这一趋势无统计学意义（P=0.07）[7]

特殊的儿科 CRRT 人群

　　如前所述，文献显示，CRRT 可适用于不同年龄、不同体型及不同基础疾病的患者。ppCRRT 注册表最全面地描述了儿科 CRRT 的人口分布特征[10]。接受 CRRT 治疗患者中，即使是患有发病率高且伴系统性损害的疾病（如干细胞移植或肝功能衰竭）的患儿生存率也高于 30%，脓毒症患者的生存率接近 60%。此外，值得注意的是，因为缺乏专门为低体重婴儿群体设计的 CRRT 技术，体重小于 5kg 的婴儿生存率为 40%[11]。尤其重要的是，原发性肾脏疾病仅占 ppCRRT 人群的 8%，儿科肾病医生常常需要依赖其他学科专家的转诊来提供会诊意见并启动 CRRT。因此，需要建立合理的沟通机制和实践标准来确保转诊的及时性以优化 CRRT 启动时机。

技术特点

功能良好且可靠的血管通路对提供最佳 CRRT 治疗至关重要。因为导管长度和直径的选择是有限的,而患儿的体型是多变的,这对从事急症治疗的儿科肾脏病医生提出了技术上的挑战。医生必须在限制血管损伤和提供足够的血流量之间取得平衡。通常情况下,血管通路的首选部位是右颈内静脉,导管远端置于右心房。ppCRRT 提供了导管直径与患者体型匹配的经验性指导,并指出放置在股静脉中的导管缩短了循环管路的寿命[12](表 1)。

表 1　儿科 CRRT 血管通路指南

患者体重	导管尺寸	特殊情况
新生儿	7Fr	如果采用局部枸橼酸抗凝,可为 $CaCl_2$ 输注提供三腔导管
3～6kg	7Fr	如果采用局部枸橼酸抗凝,可为 $CaCl_2$ 输注提供三腔导管
6～12kg	8Fr	
12～20kg	9Fr	
20～30kg	10Fr	
＞30kg	10 或 11Fr	如果采用局部枸橼酸抗凝,11.5Fr 的三腔导管可用于 $CaCl_2$ 输注

目前,尚无资料明确儿童 CRRT 的最佳剂量。现有的标准是基于改善全球肾脏病预后组织(Kidney Diseases Improving Global Outcomes,KDIGO)指南的建议,提供至少 25～30 ml/(kg·h)的废液剂量,以确保实际治疗剂量达到 20～25ml/(kg·h)。体重较小的儿童常常有比较大的体表面积(全身水分增加),这些儿童的体表面积与体重的比值比大龄儿童和成人要高,因此依据体重(kg)设定的治疗剂量可能存在不足。因此,如果将 25～30ml/(kg·h)的剂量推演至体重 70kg、BSA 为 $1.73m^2$ 的患儿,所计算的"儿科"剂量约为 2 000ml/$(1.73m^2·h)$。虽然没有前瞻性研究将儿童患者随机分配到不同的剂量组进行评估,但按照上述标准制订的剂量目标值在 CRRT 启动后 24 小时内实现了良好的代谢控制。最近的研究指出,当需要更快速的清除速率时,如在代谢异常或肿瘤溶解综合征相关的高氨血症情况下,8 000ml/$(1.73m^2·h)$的高废液剂量是有效的[13,14]。

当 CRRT 体外循环超过患者总血容量的 10% 时,为了防止低血压和血液稀释,通常需要对 CRRT 循环进行血液预冲。受浓缩红细胞的酸性特征和易引起高钾血症的特性,以及相关枸橼酸盐负荷等因素影响,血液预冲充满了额外的挑战,尤其是对低体重婴儿。这一挑战随着 AN-69 膜的应用而加剧,因其在血液预冲时可能出现缓激肽释放综合征(bradykinin release syndrome,BRS)。BRS 的特点是当患者的血液流经 CRRT 循环返回体内时,出现心率不变性的严重低血压。已有一系列的措施可用于成功减轻 BRS,包括在减轻容量的同时给患者输血(婴儿旁路系统)、循环管路连接至患者前对预冲的血液进行透析(零平衡超滤)或者在预冲阶段使用碳酸氢钠(通过 y- 连接器)处理预充血液[15]。

CRRT 中抗凝的目的是防止凝血,延长 CRRT 管路使用寿命。最常用的两种抗凝方法是肝素抗凝或局部枸橼酸循环抗凝。在接受 CRRT 的儿童患者中,采用抗凝枸橼酸溶液 A

（ACD-ATM，Baxter Healthcare，McGaw Park，IL，USA）和氯化钙（每升 0.9%NaCl 中含 8g 氯化钙）的抗凝方案已经得到了充分的研究。在该方案中，ACD-ATM 在循环的引血端以血流量 150%（ml/h）的速率输注，同时将 $CaCl_2$ 以血流量 60% 的速率回输进患者体内。例如，如果血流量为 100ml/min，则 ACD-ATM 输注速率为 150ml/h、$CaCl_2$ 输注速率为 60ml/h。对于肝功能异常的患者，考虑到枸橼酸盐的肝脏代谢降低，将初始 ACD-ATM 速率调整为血流量的 75% 是合理的。与成人一样，肝清除减少可引起枸橼酸盐蓄积，监测枸橼酸盐毒性（患者总钙增加但离子钙减少）至关重要。ppCRRT 显示的两种抗凝方法在 CRRT 循环管路寿命方面表现相似（60% 的管路工作时间为 60 小时），但肝素抗凝发生凝血功能异常的比例更高[16]。

展望未来

上述儿科 CRRT 文献有力地证明了在新生儿到青少年的年龄范围内开展 CRRT 治疗是安全、有效的，这使得儿童肾病、重症医学和心脏病学等领域的专家对 CRRT 治疗要求更高、对新型技术的渴望更迫切。在过去的 5 年中，专为新生儿和婴儿群体设计的 CRRT 治疗平台已得到开发及验证[17,18]，亦有其他平台被改造并应用于新生儿 CRRT[19]。在未来，儿科 CRRT 的启动和终止可能不仅仅基于防止容量超负荷和维持电解质平衡，纳入了新型 AKI 生物标记物的严重 AKI 风险分层预测模型将成为启动 CRRT 治疗的另一个重要评判标准[20-22]。

（付荣国　译，陈蕾　校）

参考文献

1 Ronco C, Brendolan A, Bragantini L, Chiaramonte S, Feriani M, Fabris A, Dell'Aquila R, La Greca G: Treatment of acute renal failure in newborns by continuous arterio-venous hemofiltration. Kidney Int 1986;29:908–915.

2 Warady BA, Bunchman T: Dialysis therapy for children with acute renal failure: survey results. Pediatr Nephrol 2000;15:11–13.

3 Bunchman TE, McBryde KD, Mottes TE, Gardner JJ, Maxvold NJ, Brophy PD: Pediatric acute renal failure: outcome by modality and disease. Pediatr Nephrol 2001;16:1067–1071.

4 Sutherland SM, Goldstein SL, Alexander SR: The prospective pediatric continuous renal replacement therapy (ppCRRT) registry: a critical appraisal. Pediatr Nephrol 2014;29:2069–2076.

5 Kaddourah A, Basu RK, Bagshaw SM, Goldstein SL; AWARE Investigators: Epidemiology of acute kidney injury in critically ill children and young adults. N Engl J Med 2017;376:11–20.

6 Selewski DT, Goldstein SL: The role of fluid overload in the prediction of outcome in acute kidney injury. Pediatr Nephrol 2018;33:13–24.

7 Sutherland SM, Zappitelli M, Alexander SR, Chua AN, Brophy PD, Bunchman TE, Hackbarth R, Somers MJ, Baum M, Symons JM, Flores FX, Benfield M, Askenazi D, Chand D, Fortenberry JD, Mahan JD, McBryde K, Blowey D, Goldstein SL: Fluid overload and mortality in children receiving continuous renal replacement therapy: the prospective pediatric continuous renal replacement therapy registry. Am J Kidney Dis 2010;55:316–325.

8 Goldstein SL, Somers MJ, Baum MA, Symons JM, Brophy PD, Blowey D, Bunchman TE, Baker C, Mottes T, McAfee N, Barnett J, Morrison G, Rogers K, Fortenberry JD: Pediatric patients with multi-organ dysfunction syndrome receiving continuous renal replacement therapy. Kidney Int 2005;67:653–658.

9 Goldstein SL: Fluid management in acute kidney injury. J Intensive Care Med 2012;29:183–189.

10 Symons JM, Chua AN, Somers MJ, Baum MA, Bunchman TE, Benfield MR, Brophy PD, Blowey D, Fortenberry JD, Chand D, Flores FX, Hackbarth R, Alexander SR, Mahan J, McBryde KD, Goldstein SL: Demo-

graphic characteristics of pediatric continuous renal replacement therapy: a report of the prospective pediatric continuous renal replacement therapy registry. Clin J Am Soc Nephrol 2007;2:732–738.

11 Askenazi DJ, Goldstein SL, Koralkar R, Fortenberry J, Baum M, Hackbarth R, Blowey D, Bunchman TE, Brophy PD, Symons J, Chua A, Flores F, Somers MJ: Continuous renal replacement therapy for children ≤10 kg: a report from the prospective pediatric continuous renal replacement therapy registry. J Pediatr 2013;162:587–592.e3.

12 Hackbarth R, Bunchman TE, Chua AN, Somers MJ, Baum M, Symons JM, Brophy PD, Blowey D, Fortenberry JD, Chand D, Flores FX, Alexander SR, Mahan JD, McBryde KD, Benfield MR, Goldstein SL: The effect of vascular access location and size on circuit survival in pediatric continuous renal replacement therapy: a report from the PPCRRT registry. Int J Artif Organs 2007;30: 1116–1121.

13 Spinale JM, Laskin BL, Sondheimer N, Swartz SJ, Goldstein SL: High-dose continuous renal replacement therapy for neonatal hyperammonemia. Pediatr Nephrol 2013;28:983–986.

14 Fleming GM, Walters S, Goldstein SL, Alexander SR, Baum MA, Blowey DL, Bunchman TE, Chua AN, Fletcher SA, Flores FX, Fortenberry JD, Hackbarth R, McBryde K, Somers MJ, Symons JM, Brophy PD: Nonrenal indications for continuous renal replacement therapy: a report from the prospective pediatric continuous renal replacement therapy registry group. Pediatr Crit Care Med 2012;13:e299–e304.

15 Bunchman TE, Brophy PD, Goldstein SL: Technical considerations for renal replacement therapy in children. Semin Nephrol 2008;28:488–492.

16 Brophy PD, Somers MJ, Baum MA, Symons JM, McAfee N, Fortenberry JD, Rogers K, Barnett J, Blowey D, Baker C, Bunchman TE,

Goldstein SL: Multi-centre evaluation of anticoagulation in patients receiving continuous renal replacement therapy (CRRT). Nephrol Dial Transplant 2005;20:1416–1421.

17 Ronco C, Garzotto F, Brendolan A, Zanella M, Bellettato M, Vedovato S, Chiarenza F, Ricci Z, Goldstein SL: Continuous renal replacement therapy in neonates and small infants: development and first-in-human use of a miniaturised machine (CARPEDIEM). Lancet 2014;383:1807–1813.

18 Coulthard MG, Crosier J, Griffiths C, Smith J, Drinnan M, Whitaker M, Beckwith R, Matthews JN, Flecknell P, Lambert HJ: Haemodialysing babies weighing <8 kg with the Newcastle infant dialysis and ultrafiltration system (Nidus): comparison with peritoneal and conventional haemodialysis. Pediatr Nephrol 2014;29:1873–1881.

19 Askenazi D, Ingram D, White S, Cramer M, Borasino S, Coghill C, Dill L, Tenney F, Feig D, Fathallah-Shaykh S: Smaller circuits for smaller patients: improving renal support therapy with Aquadex. Pediatr Nephrol 2016; 31:853–860.

20 Basu RK, Zappitelli M, Brunner L, Wang Y, Wong HR, Chawla LS, Wheeler DS, Goldstein SL: Derivation and validation of the renal angina index to improve the prediction of acute kidney injury in critically ill children. Kidney Int 2014;85:659–667.

21 Menon S, Goldstein SL, Mottes T, Fei L, Kaddourah A, Terrell T, Arnold P, Bennett MR, Basu RK: Urinary biomarker incorporation into the renal angina index early in intensive care unit admission optimizes acute kidney injury prediction in critically ill children: a prospective cohort study. Nephrol Dial Transplant 2016;31:586–594.

22 Varnell CD Jr, Goldstein SL, Devarajan P, BAsu RK: Impact of near real-time urine neutrophil gelatinase-associated lipocalin assessment on clinical practice. Kidney Int Rep 2017, in press.

Stuart L.Goldstein,MD
Cincinnati Children's Hospital Medical Center
Division of Nephrology and Hypertension
3333 Burnet Avenue,MLC 7022
Cincinnati,OH 45229(USA)
E-Mail stuart.goldstein@cchmc.org

第16章 从连续性肾脏替代治疗到多器官支持治疗

Zaccaria Ricci [a] · Stefano Romagnoli [b,c] · Claudio Ronco [d,e] · Gaetano La Manna[f]

[a] Department of Cardiology and Cardiac Surgery, Pediatric Cardiac Intensive Care Unit, Bambino Gesù Children's Hospital, IRCCS, Rome, [b] Department of Health Science, Section of Anesthesiology and Intensive Care, University of Florence, [c] Department of Anesthesia and Intensive Care, AziendaOspedaliero-UniversitariaCareggi, Florence, [d] Department of Nephrology, Dialysis and Transplantation, San Bortolo Hospital, [e] International Renal Research Institute, San Bortolo Hospital, Vicenza, [f] Department of Experimental, Diagnostic and Specialty Medicine (DIMES)-Nephrology, Dialysis and Transplantation Unit, St.Orsola Hospital, University of Bologna, Bologna, Italy

摘要

重症监护室(intensive care units, ICU)中多器官功能障碍综合征(multiple organ dysfunction syndrome, MODS)的发生率正在迅速增加, MODS 常合并脓毒症, 是 ICU 患者最常见的死亡原因。在过去几年中, ICU 患者的性质已经发生了重大变化, 这其中不仅包括许多因重大手术干预、创伤、血流动力学不稳定及脓毒症等因素导致的严重病例, 老龄患者也较以往大幅增加。上述这些情况都易引起 MODS。几年前, 针对急性肾功能衰竭唯一有效的治疗方法便是肾脏替代治疗(renal replacement therapy, RRT), 然而, 随着技术的发展, 支持其他系统的设备也逐步涌现。当器官需要支持或替代时, 评价任何一种人工器官支持效果的标准便是看其能够多么灵活有效的模拟真实器官。在一系列事件中, 如脓毒症和 MODS, 这些标准应该同时适用于不同的器官和不同的任务。RRT, 特别是连续性肾脏替代治疗(continuous renal replacement therapy, CRRT), 能够在血流动力学稳定的前提下对高分解代谢和液体超负荷的危重症患者进行体外治疗。随着高容量血液滤过的应用, CRRT 的新技术已在脓毒症患者治疗中取得了非常理想的效果。基于这些观察, 一种新的想法随之而来:体外血液净化能否对不同的器官系统产生积极的影响？对于这一问题，我们不难从简单的现象中推测出答案：所有的器官都有一个共同点——接触血液；而所有的体外治疗也都有一个共同点——作用于血液。因此，基于这些观察和脓毒症的分子生物学理论基础，MODS 的体液理论学说具有病理生理学意义，它促使人们将体外治疗作为多器官的支持治疗手段，而不仅仅用于单一器官支持。

引言

连续性肾脏替代治疗（continuous renal replacement therapy，CRRT）已经走过了 40 年的发展历程，随着设备和技术的不断改进，该领域始终保持着大踏步前进的势头。然而，病例的复杂性也发生了重大变化。重症监护室（intensive care units，ICU）患者的疾病严重程度急剧增加，急性肾损伤（acute kidney injury，AKI）往往同时伴随着 2 个或更多器官功能障碍的多器官衰竭（multiple organ failure，MOF）。这为体外治疗方法和血液净化技术带来了深刻的变革。如今，ICU 中危重症患者体外治疗的目的是支持不同的器官（肾脏、肝脏、肺脏、心脏和败血症血液）。近年来，随着连续性透析治疗的发展，多器官支持治疗（multiple organ support therapy，MOST）的构想已经得以实现。尽管它往往是通过多个改良性设备的组合而不是一个的统一平台来完成。实际操作中，新的治疗方式往往被直接添加到已有的循环管路中，就如同"圣诞树状系统"一样［例如，CRRT 联合体外膜肺氧合或分子吸附再循环系统（molecular adsorbent recycling system，MARS）联合 CRRT 等］。MOST 的新进展及未来趋势预示着将会有一批专用、集成化、多用途的先进平台用于 MOF 患者支持治疗。当遇到不仅仅是肾功能衰竭的多器官功能障碍病例时，这些新平台将使综合性的体外血液净化治疗成为可能。

脓毒症的体外血液净化

尽管在过去的十年中，脓毒症相关的死亡率已经显著下降，但从临床和经济的视角来看，它仍然是医疗保健系统面临的一个重大挑战[1,2]。临床表现的显著异质性以及宿主促炎与抗炎相互作用的复杂性是降低脓毒症发病率和死亡率的主要障碍。自从过度炎症反应与免疫抑制失衡被认为是决定预后的关键因素以来，在过去的几年里，多数关于脓毒症的研究均集中在通过 CRRT 技术清除细胞因子（cytokine，CK）以重建其介导的免疫炎症平衡上[3]。

高容量血液滤过

据推测，将 CRRT 的剂量"强推"到比平时更高的剂量[> 45ml/（kg·h），也就是高容量血液滤过（high volume hemofiltration，HVHF）]对于清除脓毒症患者血液中的 CK 可能有效。在严重脓毒症动物模型中，HVHF 被证实有益于改善血流动力学，改善程度与超滤强度成正比[4]，基于这一假设，研究者们开发并验证了不同的治疗方案[5]。然而，一项发表于 2013 年的 Cochrane 分析研究通过随机和半随机对照试验，比较了 HVHF 与普通透析在成人 ICU 患者中的治疗效果，结果发现没有足够的证据推荐其应用于脓毒症危重症患者[6]。最近，研究者对该领域从 1966 年到 2013 年的研究进行了系统性综述和荟萃分析[7]。这项分析纳入了四个随机对照试验（470 名受试者），比较了 HVHF［废液流量 >50ml/（kg·h）]和标准血液滤过（hemofiltration，HF）对于脓毒症和脓毒性休克患者的治疗效果。对 28 天死亡率的汇总分析没有显示出 HVHF 组与 HF 组之间的差异，同时，HVHF 也未能显示出在促进肾脏功能恢复、改善血流动力学及缩短 ICU 住院时间和总住院时间方面的优势。此外，包括低磷血症和低钾血症在内的严重副作用在 HVHF 中更加常见。基于现有文献，不推荐 HVHF 在脓毒症和脓毒症 AKI 中常规使用。此外，当在脓毒症及非脓毒症患者中应用强化剂量的 CRRT 时，应密切监测其副作用。

多黏菌素 B 血液灌流

内毒素是革兰氏阴性菌外膜的基本成分，高水平的内毒活性与不良的临床预后相关[8]。多黏菌素 B 血液灌流（polymyxin B hemoperfusion，PMX-HP）是一种基于多黏菌素 B 对内毒素的高亲和力原理，在体外血液灌流过程中将内毒素吸附于固定多黏菌素 B 纤维滤器的治疗方式。2009 年，一项多中心随机对照试验[9]显示，在 64 例严重脓毒症或脓毒性休克患者治疗中，PMX-HP 联合常规治疗可显著改善血流动力学及器官功能障碍，并降低 28 天死亡率。最近，一项更大的包含 232 例（119 例 vs 113 例对照）脓毒性休克患者的多中心随机对照试验并未证实先前研究的发现[10]：PMX-HP 组与对照组在 28 天死亡率方面无明显差异。不过在另一方面，最近正在进行的一项回顾性研究（EU-PHAS2；研究 PMX-HP 在腹腔脓毒症与非腹腔脓毒症中的治疗效果）发现，经过 PMX-HP 治疗 72 小时后 SOFA 评分显著下降（$P<0.001$），在非腹腔脓毒症患者中 28 天死亡率分别为 35% vs 49%，而腹腔脓毒症患者与其他患者的住院死亡率分别为 44% vs 55%[11]。基于目前的证据，PMX-HP 的治疗效果目前尚存争议，有必要进行新的研究来阐明其在腹腔脓毒症和非腹腔脓毒性休克患者中的作用。

高截留膜

由于免疫系统的体液介质在脓毒症发病机制中的作用，许多研究试图将 CK 从血液中清除[12]。高截留（high cutoff，HCO）膜的孔径（> 0.01μm）允许分子量超过 60kDa 的物质通过[13]。一篇关于 HCO-HF 的综述回顾了这一领域的 23 篇论文，结果显示该治疗能够显著降低促炎型和抗炎型 CK［白细胞介素（interleukins，IL）-4、IL-6、IL-1ra、IL-8、IL-10、IL-12 及肿瘤坏死因子（tumor necrosis factor，TNF）-α］的表达水平[13]。此外，清除 CK 能够显著改善血流动力学、氧合和器官功能障碍[13]。最近意大利完成了一项包含 16 个 ICU 的多中心观察性研究，旨在评估 ICU 的 AKI 脓毒症患者在接受高截留分子膜连续静脉 - 静脉血液透析时炎症生物标志物和组织氧合灌注的变化[14]。该研究的初步结果证实在治疗中器官功能得到了明显改善，但患者死亡率并未降低。因此，在得出最终结论之前，HCO-HF 在脓毒症中的治疗需要注意以下几点：第一，由于缺乏统一的 HCO 透析膜定义和分类标准，导致不同的研究结果之间存在偏倚[13,15]；第二，鉴于脓毒症患者临床表现的异质性，可能需要严格的患者筛选标准；第三，目前尚未明确在脓毒症的不同阶段哪些介质需要清除，哪些不需要清除[16]；第四，能够特异性筛选分子的技术还未成熟。

配对血浆滤过吸附

配对血浆滤过吸附（coupled plasma filtration adsorption，CPFA）是一种复杂的体外血液净化技术：经过血液分离器分离出的血浆通过合成树脂滤器（具有炎症介质吸附能力）后返回到血液循环中，继而经由过滤器清除多余的水分并进行肾脏替代治疗[17,18]。换句话说，

CPFA 是一种基于 RRT 的吸附技术,用于清除脓毒症 AKI 患者体内的内毒素、细菌代谢产物以及内源性促炎和抗炎物质[19]。2014 年 Livigni 等[20]进行了一项多中心随机对照实验,以比较 CPFA 与标准治疗在脓毒性休克危重症患者中的作用。结果显示,两者在住院死亡率、次要研究终点(新发器官衰竭)及前 30 天内无需转入 ICU 的天数方面均未见统计学差异。作者认为,治疗过程中发生的技术困难(早期凝血)可能导致了结果的偏倚。一项新的仅针对达成规定 CPFA 治疗患者的研究正在进行:为了限制与凝血相关的治疗失败,只允许以枸橼酸作为抗凝剂[20]。因此,由于 CPFA 应用过程中时常遇到技术困难,故应仔细权衡其与该治疗潜在的理论优势之间的利弊。具备枸橼酸抗凝功能的新一代机器最近已经在市场上发布。在最近的一项研究中,作者对 15 例脓毒性休克危重症患者的枸橼酸药代动力学进行了评估[21],结果发现高剂量的枸橼酸(此种复杂治疗所需)可以安全地应用于前稀释的血液透析滤过以及前 / 后稀释的血液滤过。

尽管前景光明,但目前从接受血液净化治疗的脓毒症患者获得的研究结果仍是不明确的。改善脓毒症体外治疗的一个关键因素可能是选择特定的患者群体、以特定的分子模式清除为目标以及深入理解此类治疗的最佳时机。

最近,一些其他的吸附设备已被用于脓毒症的血液灌流治疗(如来自美国 Cytosorbents 公司的 Cytosorb 吸附器或是来自中国健帆生物科技集团股份有限公司的 HA 吸附器),旨在清除脓毒症炎症介质和体液有害成分。尽管已初步展现出一些积极的结果,但相关证据仍在接受前瞻性研究的评估。

肺脏支持

大多数 ICU 的 AKI 患者受到 MOF 影响,其中许多需要呼吸和肾脏支持[22-25]。患有严重 AKI 的患者往往承受着肾外并发症的负担,呼吸功能经常因肺充血和血管通透性增加而受损[26]。与此同时,机械通气(mechanical ventilation,MV)本身也可通过血流动力学损伤、生物体液介质、血气紊乱和生物创伤[呼吸机相关性肺损伤(ventilator-induced lung injury,VILI)的组成部分之一]等明显的负性器官交互作用进而对肾功能产生负面影响[27,28]。气压伤(高潮气量导致的高跨肺压引起)、容积伤(肺泡过度扩张引起)和肺不张(肺泡反复开放与闭合引起)是其他常与 MV 相关的 VILI 组成部分[28]。上述所有物理和生化应激同步交互作用,导致局部和全身性炎症反应,对远端器官产生负面影响,促进 MOF 的发展[29,30]。2000 年发表的一项关于急性呼吸窘迫综合征(acute respiratory distress syndrome,ARDS)的里程碑式的研究[31],有力地强调了 MV 可能进一步加重已经受损的肺脏损伤这一观点,开启了通往保护性通气(protective ventilation,PV)实践的大门[32]。PV 的概念依赖于对“低侵略性”通气、小潮气量和低气道压力限制肺损伤和呼吸并发症的观察[28,33,34]。另一方面,当 PV 无法维持正常的动脉 CO_2 分压时,所谓的允许性高碳酸血症(permissive hypercapnia,PHA)通常被认为是可以接受的“较小的危害”[35]。虽然 PHA 的优势和获益已被证实[36],但它也可能产生多重负面影响[37-39]。为了限制 CO_2 的过度蓄积,人们研发了体外二氧化碳去除装置(extracorporeal CO_2 removal,ECCO₂R)。ECCO₂R 系统的总体概念非常接近 HF:血液从患者体内引出,二氧化碳被膜材料清除后,将血液重新注入人体循环。除了首次尝试通过血液透析去除 CO_2 外[40,41],目前 ECCO₂R 主要应用于以下 2 种临床情况:①无创通气无法改善的慢性阻塞性肺病(chronic obstructive pulmonary disease,COPD)合并高碳酸血症型呼吸衰竭患者[42,43]；②过度高碳酸血症的 ARDS 患者[44]。从技术角度来看，$ECCO_2R$ 主要有 2 种模式（表 1）：①动静脉（artero-venous，AV）模式；②静脉 - 静脉（veno-venous，VV）模式。AV 模式不需要人工泵，因为它可利用动静脉压力梯度来产生通过低阻力膜的流量[45]。但是，两个主要的缺点限制了这种无泵系统：AV 压力梯度的要求不适合血流动力学不稳定的患者以及大动脉置管可能导致远端缺血[46]。VV 模式应用在新型的 $ECCO_2R$ 系统上，这一模式采用 14～18Fr 的静脉双腔导管、人工泵系统（产生 300～500ml/min 的血流量）搭配可以去除二氧化碳的膜肺（气体交换器）[47]。为了去除二氧化碳，$ECCO_2R$ 需要比 RRT 更高的泵速。反之，在体外膜肺氧合过程中，血氧合以超过 3 L/min 的血流量达成[48,49]。$ECCO_2R$（低流量）可被集成到 CRRT 系统中，可能使用相同的体外循环管路（表 1）。尽管开拓性的研究大概在 25 年前就已经开始[50]，但（易用型）标准泵驱动的 RRT 管路直到最近才得应用[51]：Godet 等[51] 将低流量 CO_2 去除装置（PrismaLung®，Hospal®）整合到 CRRT 平台上（基于 Prismaflex® 系统）应用于 5 头成年健康雌性猪，将用气体交换膜代替血液过滤器连接到 CRRT 管路中，获得了令人满意的 CO_2 去除效果（在体内平均降低 14%），证实了该系统的适用性。Forster 等[52] 在一项初步研究中将 $ECCO_2R$ 装置接入 CRRT 系统，应用于 10 例合并呼吸 - 肾功能衰竭的危重症患者中。这是一次标准 CRRT 系统与中空纤维气体的串联尝试。这种"肺辅助的肾脏替代系统"展示了令人鼓舞的结果，在平均血流量为 378ml/min 的条件下，治疗后 $PaCO_2$ 水平降低约 28.1%。最后，Quintard 等[53] 对 16 名呼吸性酸中毒伴 AKI 需要同时进行机械通气和 CRRT 的患者使用了最初为儿科设计的气体交换器。该系统显著降低了 $PaCO_2$ 水平（6 小时约 31%，12 小时约 39%）并升高了动脉血 pH（6 小时约 0.16，12 小时约 0.23），治疗过程中无并发症发生。

表 1　当前可用的二氧化碳去除系统

设备	公司	$ECCO_2R$/CRRT/ECMO	特点	信息
iLA-membrane Ventilator®	Novalung，德国	$ECCO_2R$	无泵（AV 模式）肺外呼吸支持通气膜；气体交换膜表面积 $1.3m^2$	www.novalung.com
NovalungiLA activve®	Novalung，德国	从 $ECCO_2R$ 到 ECMO	小型便携式对角泵和操作控制台；运行速度可低可高（0.5~4.5L/min 以上），涵盖从二氧化碳去除到完全氧合及通气支持的广泛呼吸支持（取决于所安装的气体交换器）	www.novalung.com
PALP™	Maquet，德国	$ECCO_2R$	基于 Maquet 心脏辅助控制台的低流量系统（便携式心肺支持系统 -ECMO）	www.maquet.com
Hemolung®	A-lung technologies，美国	$ECCO_2R$	膜面积小（$0.67m^2$）；特殊的二氧化碳去除设计，一般推荐用于 COPD 患者	www.alung.com

设备	公司	ECCO₂R/ CRRT/ECMO	特点	信息
Decap®	Hemodec,意大利	ECCO₂R(可接入 Lynda-CPFA®)	使用膜肺(0.3 ~ 1.35m²)与 血液透析滤器串联。血流量 <500ml/min;适合同时需要 肺脏和肾脏支持的患者	www.hemodec. com
Abylcap®	Bellco,意大利		膜面积 0.67m²,血流量 180 ~ 350ml/min,磷酰胆碱涂层	www.bellco.net
PrismaLung®	Medos Medizintechnik AG	ECCO₂R-CRRT	其气体交换器(0.32m²,肝素 涂层,最大血流量 450ml/min) 在有或无血液透析器的情况 下均可使用	www.gambro. com
Aferetica®	Aferetica.Purification therapy,意大利	ECCO₂R-CRRT	血流量 30 ~ 450ml/min,采用 后稀释:在 HF 后及 ECCO₂R 前,该套设备可支持 5 天的 CO₂ 去除治疗	www.aferetica. com

PALP,泵辅助下肺保护;ECCO₂R,体外 CO₂ 去除;CO₂,二氧化碳;ECMO,体外膜肺氧合;COPD,慢性阻塞性肺疾病;AV,动脉 - 静脉;CPFA,配对血浆滤过吸附;HF,血液过滤器

肝脏支持

急性肝功能衰竭(acute liver failure,ALF))在 ICU 中并不少见,尽管其发病率可能因是否有"肝病转诊中心"而产生巨大差异。ALF 的主要病因是对乙酰氨基酚的毒性[54]。有趣的是,在危重症患者中,肝脏疾病往往是 MOF 的源头,可触发多种病理途径,最终累及肺脏、肾脏和颅脑[54]。实质上,有 2 种肝病综合征是可以在 ICU 中治疗的:ALF 和慢加急性肝功能衰竭(acute on chronic liver failure,ACLF)。ALF 定义为没有基础肝病病史,26 周内发生肝性脑病、黄疸和凝血功能异常(国际标准化比值超过 1.5)。ACLF 是指肝硬化患者的肝功能发生急剧恶化,可继发于基础肝脏疾病的恶化(如酒精性肝炎、叠加性病毒性肝炎、门静脉血栓形成、药物性肝损害等,也可继发于二次肝脏损伤(如创伤、手术、脓毒症或更为常见的 MOF)。

肝功能衰竭病例中约 50% 累及肾脏,且 AKI 是死亡的独立危险因素。在肾脏受累的肝硬化患者中,一种研究得非常透彻的疾病便是肝肾综合征(hepato-renal syndrome,HRS)[55]。HRS 的定义最近被更新为"发生在肝硬化、腹水和肝功能衰竭患者中的一种具有潜在可逆性的综合征,以肾功能损伤、明显的心血管功能变化及交感神经系统和肾素 - 血管紧张素系统的过度激活为特征。严重的肾血管收缩会导致肾小球滤过率降低。HRS 可能会自发出现,也可能在突发事件后发生"[55]。当出现体外循环治疗或肝 - 肾联合支持治疗指征时,需要注意以下事项:目前暂无确凿的证据可以推荐,因为没有特定的体外治疗可使肝移植生存率持续增加。有趣的是,Naka 等[56]在一项回顾性研究中对比了连续性静脉 - 静脉血液滤过(continuous veno-venous hemofiltration,CVVH)在治疗 ICU 急性肝衰竭患者与肝移植患者方

面的效果。研究表明,CVVH 在肝移植患者治疗中取得了非常好的效果,但在改善持续肝功能衰竭患者的血生化检查指标(肌酐、乳酸、酸中毒)或死亡率方面并无明显效果。对 ALF 患者行透析治疗需要重点关注凝血功能紊乱,一般采用小剂量肝素抗凝[56];即使一些研究证实在 ALF 治疗中枸橼酸抗凝能够达到令人满意的效果,但仍可能存在枸橼酸耐受不良的问题[57];此外,不推荐对此类患者使用间歇性透析技术,因其增加了颅内高压的风险[58]。最近,Larsen 等[59]完成了一项类似的(长达 11 年之久)随机对照试验,研究发现高容量血浆置换(1~2L/h,总量 8~10L/d,连续治疗 3 天)与标准治疗相比,能够显著提高 ALF 患者的生存率(59%vs 48%)。与 Naka 的观察结果不同,这种改善在接受肝移植的患者中并不明显,而在那些未被列入接受肝移植的患者中却很明显,这项研究的优点是首次证实了体外治疗的好处,而非肝移植手术。作者完美地证实了高容量血浆置换能够显著减轻患者的炎症症状,纠正国际标准化比值、胆红素、ALT 和氨水平。有趣的是,血浆置换也可以预防 AKI 的发生并减少 RRT 的需要[59]。

　　事实上,与肾脏血液透析不同,目前尚不能明确特殊的肝脏支持系统能否有效地支持肝功能直到恢复或移植[60]。当前特殊的体外肝脏替代治疗包括被称为“非生物型人工肝系统”的白蛋白透析(MARS)和成分血浆分离吸附(Prometheus)以及将血浆分离后与充满人或动物的肝细胞的生物反应器相结合(例如,体外肝脏辅助设备:Vital Therapies,San Diego,CA,USA)的“生物型人工肝系统”。MARS 和 Prometheus 已经上市并反复在大规模病例队列和随机试验中得到测试:两者均未降低 ACLF 患者的死亡率[60]。最近的一项重要的试验比较了在待肝移植的 ALF 患者中 MARS 治疗与内科治疗的效果,结果并未体现出 MARS 带来的获益,这可能与肝移植的中位时间太短而无法发挥 MARS 的治疗效果有关[61]。然而,类似于非生物型人工肝支持系统,使用生物型人工肝支持系统治疗 ALF 和 ACLF 患者以改善预后的设想亦尚未被明确证实[60]。目前,尽管很少有证据表明人工肝支持可用于 ALF 的常规临床治疗,但针对人工肝支持的开拓性尝试和紧锣密鼓的研究仍在进行中。

心脏支持

　　急性心力衰竭(acute heart failure,AHF)状态下的全身体循环淤血不仅可引起肺功能不全,还能导致肾功能损伤。祥利尿剂是药物改善淤血最基本的治疗方式,但它通常与 AKI 和 1 型心肾综合征有关[62]。在此背景下(因原发心脏疾病和药物治疗导致的肾脏损伤),缓慢连续性超滤治疗可人工清除血浆中多余的水分、减轻心肺症状,进而避免大剂量利尿剂的使用,这在多年前便已为人熟知[63]。在肾 - 心脏综合征(AHF 继发于急性或慢性肾功能衰竭)中,使用透析的人工液体平衡控制和容量减负功能来治疗肺水肿是肾脏病专家常常遇到的临床景象[64]。欧洲心脏病学会指南认为缓慢连续性超滤是利尿剂抵抗型 AHF 患者最后的治疗机会[65]。目前已经进行了几项随机试验以验证体外脱水与利尿剂治疗相比是否有益。UNLOAD 研究(Ultrafiltration Versus Intravenous Diuretics for Patients Hospitalized for Acute Decompensated Heart Failure)表明,相比于呋塞米,超滤能够清除更多的血浆水分[66]。然而,有趣的是,与使用利尿剂治疗组相比,超滤组有更多患者的肌酐水平升高 0.3mg/dl。值得注意的是,超滤的时机、剂量、持续时间和临床目标还有待研究。与此不同的是,CARRESSS-HF(Cardiorenal Rescue Study in Acute Decompensated Heart Failure)研究显示,超滤在 96 小时的体重减轻方面无显著优势,反而造成了明显的肌酐水平增加[67]。最近,另一项小型随机试验（Continuous Ultrafiltration for Congestive Heart Failure）显示体外超滤与 AHF 患者的更长的临床稳定性和更高的免于再住院比例有关[68]。上述这些试验的结果争议可能源于彼此之间治疗流程、临床目标和纳入患者严重程度的显著差异，因此，目前似乎有理由将超滤用于最初表现为利尿剂抵抗的大多数重症患者。此外，药物和体外治疗清除水分不该被视为非此即彼的选择，而应将其协同应用。最后，应当考虑治疗机构的设备和技术水平，因为它可能对最终结果产生重大影响。一项名为 "Aquapheresis versus Intravenous Diuretics and Hospitalizations for Heart Failure" 的临床试验结果将会阐明超滤治疗的安全性和有效性问题[69]。鉴于脱水治疗中的肾功能恶化引起了关注，我们必须指出的是，袢利尿剂和超滤都与升高的肌酐水平有关。然而，体外脱水与神经激素激活无关，不会像利尿剂一样激活管 - 球反馈[70]。激进的超滤处方导致的血管内容量过度耗竭或超滤开始前肾小球滤过率严重下降可能是导致肌酐水平升高的原因[70]。此外，不管通过药物还是超滤减轻体循环淤血，最近针对 "Diuretic Optimization Strategy Evaluation in Acute Decompensated Heart Failure" 研究和 CARRESSS-HF 试验的事后分析均显示，与那些存在端坐呼吸的患者相比，只有在出院时没有端坐呼吸的患者才有更低的 60 天死亡率、再住院率或计划外就诊率[71]。研究者推测，尽管减轻了淤血，但上述治疗可能无法改善患者住院期间的端坐呼吸症状。因此，为了改善患者的治疗，还应对生物标志物、生物电阻抗、超声心动图和微创血流动力学监测仪等工具加以综合利用。

总结

新的体外治疗和血液净化技术已经超越了经典的肾脏替代指征而成为如今多器官支持的利器，借助集成化的平台（新型 CRRT 机器），可以执行各种技术，并实现多器官的同步支持。新型机器（图 1）包括多种功能及多样化的管路和滤器，可以根据患者的需要和 MOF 严重程度增加预设流程，从而联合实施肾脏、心脏、肝脏和肺功能的支持。随着 CARPEDIEM 机器（图 2）的引入，儿童器官支持也有了进一步的发展。类似于 40 年前在危重患者中首次使用的 CAVH，MOST 最初也被认为是繁琐的且仅供少数患者使用，但由于简化的技术和友好的用户界面，如今，MOST 正逐渐成为一种常规的治疗手段。这种支持形式很可能成为危重症患者不同器官功能暂时性衰竭情况下的常规治疗手段。

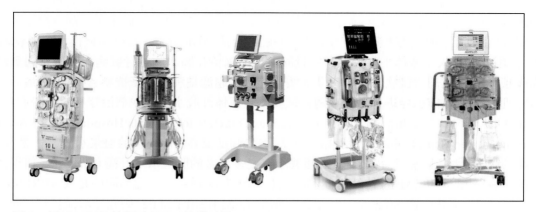

图 1　用于 MOST 的新型 CRRT 机器示例

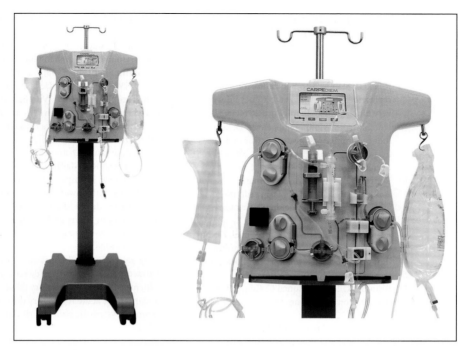

图 2　用于新生儿 MOST 的新型 CRRT 机器示例

（张春　译，陈蕾　校）

参考文献

1　Vincent JL, Opal SM, Marshall JC, Tracey KJ: Sepsis definitions: time for change. Lancet 2013;381:774–775.

2　Kaukonen KM, Bailey M, Suzuki S, et al: Mortality related to severe sepsis and septic shock among critically ill patients in Australia and New Zealand, 2000–2012. JAMA 2014;311:1308–1316.

3　Stearns-Kurosawa DJ, Osuchowski MF, Valentine C, Kurosawa S, Remick DG: The pathogenesis of sepsis. Annu Rev Pathol 2011;6:19–48.

4　Lonnemann G, et al: Tumor necrosis factor-alpha during continuous high-flux hemodialysis in sepsis with acute renal failure. Kidney Int Suppl 1999;56:S84–S87.

5　Lehner GF, Wiedermann CJ, Joannidis M: High-volume hemofiltration in critically ill patients: a systematic review and meta-analysis. Minerva Anestesiol 2014;80:595–609.

6　Borthwick E, Hill C, Rabindranath K, et al: High-volume haemofiltration for sepsis. Cochrane Database Syst Rev 2013;31:CD008075.

7　Clark E, Molnar AO, Joannes-Boyau O, et al: High-volume hemofiltration for septic acute kidney injury: a systematic review and meta-analysis. Crit Care 2014;18:R7.

8　Marshall JC, Foster D, Vincent JL, et al: Diagnostic and prognostic implications of endotoxemia in critical illness: results of the MEDIC study. J Infect Dis 2004;190:527–534.

9　Cruz DN, Antonelli M, Fumagalli R, Foltran F: Early Use of Polymyxin B Hemoperfusion in Abdominal Septic Shock: the EUPHAS randomized controlled trial. JAMA 2009;301:2445–2452.

10　Payen DM, Guilhot J, Launey Y, et al: Early use of polymyxin B hemoperfusion in patients with septic shock due to peritonitis: a multicenter randomized control trial. Intensive Care Medicine 2015;41:975–984.

11　Early Use of Polymyxin B Hemoperfusion in the Abdominal Sepsis 2 Collaborative Group: Polymyxin B hemoperfusion in clinical practice: the picture from an unbound collaborative registry. Blood Purif 2014;37:22–25.

12　Connolly A, Vernon D: Manipulations of the metabolic response for management of patients with severe surgical illness: review. World J Surg 2000;24:696–704.

13　Villa G, Zaragoza JJ, Sharma A, et al: Cytokine removal with high cut-off membrane: review of literature. Blood Purif 2014;38:167–173.

14　Villa G, Chelazzi C, Valente S, et al: Hemodi-alysis with high cutoff membranes improves tissue perfusion in severe sepsis: preliminary data of the Sepsis in Florence sTudy (SIFT). Critical Care 2014;18:401.

15　Ronco C: Standard nomenclature for renal replacement therapy in acute kidney injury: very much needed! Blood Purif 2014;38:37–38.

16　Hotchkiss RS, Monneret G, Payen D: Sepsis-induced immunosuppression: from cellular dysfunctions to immunotherapy. Nat Rev Immunol 2013;13:862–874.

17　Ronco C, Brendolan A, Lonnemann G, et al: A pilot study of coupled plasma filtration with adsorption in septic shock. Crit Care Med 2002;30:1250–1255.

18　Formica M, Olivieri C, Livigni S, et al: Hemo-dynamic response to coupled plasmafiltra-tion-adsorption in human septic shock. In-tensive Care Med 2003;29:703–708.

19　Bellomo R, Tetta C, Ronco C: Coupled plas-ma filtration adsorption. Intensive Care Med 2003;29:1222–1228.

20　Livigni S, Bertolini G, Rossi C, et al: Efficacy of coupled plasma filtration adsorption (CPFA) in patients with septic shock: a mul-ticenter randomised controlled clinical trial. BMJ Open 2014;4:e003536.

21　Mariano F, Morselli M, Holló Z, et al: Citrate pharmacokinetics at high levels of circuit ci-tratemia during coupled plasma filtration adsorption. Nephrol Dial Transplant 2015;30: 1911–1919.

22　Bone RC, Balk RA, Cerra FB, et al: Defini-tions for sepsis and organ failure and guide-lines for the use of innovative therapies in sepsis. The ACCP/SCCM Consensus Confer-ence Committee. American College of Chest Physicians/Society of Critical Care Medicine. Chest 1992;101:1644–1655.

23　Liu KD, Matthay M: Advances in critical care for the nephrologist: acute lung injury/ARDS. Clin J Am Soc Nephrol 2008;3:578–586.

24　Esteban A, Alía I, Gordo F, et al: Clinical in-vestigations in critical care prospective ran-domized trial ventilation and volume-con-trolled ventilation in ARDS. Chest 2000;117: 1690–1696.

25　Dasta JF, Mclaughlin TP, Mody SH, Piech CT: Daily cost of an intensive care unit day: the contribution of mechanical ventilation. Crit Care Med 2005;33:1266–1271.

26　Vieira JM Jr, Castro I, Curvello-Neto A, et al: Effect of acute kidney injury on weaning from mechanical ventilation in critically ill patients. Crit Care Med 2007;35:184–191.

27　Kuiper JW, Groeneveld AB, Slutsky AS, Plötz FB: Mechanical ventilation and acute renal failure. Crit Care Med 2005;33:1408–1415.

28　Slutsky A, Ranieri V: Ventilator-induced lung injury. N Engl J Med 2013;369:2126–2136.

29　Tremblay L, Slutsky A: Ventilator-induced injury: from barotrauma to biotrauma. Proc Assoc Am Physicians 1998;110:482–488.

30　Kuiper JW, Vaschetto R, Della Corte F, et al: Bench-to-bedside review: Ventilation-in-duced renal injury through systemic media-tor release – just theory or a causal relation-ship? Crit Care 2011;15:228.

31　Acute Respiratory Distress Syndrome Net-work, Brower RG, Matthay MA, Morris A, Schoenfeld D, Thompson BT, Wheeler A: Ventilation with Lower Tidal Volumes as Compared with Traditional Tidal Volumes for Acute Lung Injury and the Acute Respira-tory Distress Syndrome. N Engl J Med 2000; 342:1301–1308.

32　Fitzgerald M, Millar J, Blackwood B, et al: Extracorporeal carbon dioxide removal for patients with acute respiratory failure sec-ondary to the acute respiratory distress syn-drome: a systematic review. Crit Care 2014; 18:222.

33　Serpa Neto A, Simonis FD, Barbas CS V, et al: Lung-Protective Ventilation With Low Tidal Volumes and the Occurrence of Pul-monary Complications in Patients Without Acute Respiratory Distress Syndrome. Crit Care Med 2015;28:1.

34　Futier E, Jaber S: Lung-protective ventilation in abdominal surgery. Curr Opin Crit Care 2014;20:426–430.

35　Feihl F, Perret C: Permissive hypercapnia. Eur Respir Monogr 1998;3:162–173.

36　Contreras M, Masterson C, Laffey JG: Per-missive hypercapnia: what to remember. Curr Opin Crit Care 2015;18:26–37.

37　Brian JE Jr: Carbon dioxide and the cerebral circulation. Anesthesiology 1998;88:1365–1386.

38　Doerr CH, Gajic O, Berrios JC, et al: Hyper-capnic acidosis impairs plasma membrane wound reseating in ventilator-injured lungs. Am J Respir Crit Care Med 2005;171:1371–1377.

39　Curley G, Contreras MM, Nichol AD, et al: Hypercapnia and acidosis in sepsis: a double-edged sword? Anesthesiology 2010;112:462–472.

40　Isobe J, Mizuno H, Matsunobe S, et al: A new type of low blood flow $ECCO_2R$ using a he-modialysis system in apneic states. ASAIO Trans 1989;35:638–639.

41　Nolte SH, Jonitz WJ, Grau J, et al: Hemodi-alysis for extracorporeal bicarbonate/CO2 removal (ECBicCO2R) and apneic oxygen-ation for respiratory failure in the newborn. Theory and preliminary results in animal experiments. ASAIO Trans 1989;35:30–34.

42 Quinnell TG, Pilsworth S, Shneerson JM, Smith IE: Prolonged invasive ventilation following acute ventilatory failure in COPD: weaning results, survival, and the role of non-invasive ventilation. Chest 2006;129:133–139.

43 Menzies R, Gibbons W, Goldberg P: Determinants of weaning and survival among patients with COPD who require mechanical ventilation for acute respiratory failure. CHEST J 1989;95:398–405.

44 Bein T, Weber-Carstens S, Goldmann A, et al: Lower tidal volume strategy ($\approx$ 3 mL/kg) combined with extracorporeal CO2 removal versus 'conventional' protective ventilation (6 mL/kg) in severe ARDS: The prospective randomized Xtravent-study. Intensive Care Med 2013;39:847–856.

45 Cove ME, MacLaren G, Federspiel WJ, Kellum JA: Bench to bedside review: extracorporeal carbon dioxide removal, past present and future. Crit Care 2012;16:232.

46 Bein T, Weber F, Philipp A, et al: A new pumpless extracorporeal interventional lung assist in critical hypoxemia/hypercapnia. Crit Care Med 2006;34:1372–1377.

47 Del Sorbo L, Pisani L, Filippini C, et al: Extracorporeal CO2 removal in hypercapnic patients at risk of noninvasive ventilation failure: a matched cohort study with historical control. Crit Care Med 2013;43:120–127.

48 Ricci Z, Romagnoli S, Ronco C: Extracorporeal support therapies; in Miller R (ed) Miller's Anesthesia, 2-Volume Set, ed 8. Philadelphia, 2014, pp 3158–3181.

49 MacLaren G, Combes A, Bartlett R: Respiratory dialysis is not extracorporeal membrane oxygenation. Crit Care Med 2011;39:2787–2788.

50 Young J, Dorrington K, Blake G, Ryder W: Femoral arteriovenous extracorporeal carbon dioxide elimination using low blood flow. Crit Care Med 1992;20:805–809.

51 Godet T, Combes A, Zogheib E, et al: Novel CO2 removal device driven by a renal-replacement system without hemofilter. A first step experimental validation. Anaesth Crit Care Pain Med 2015;34:135–140.

52 Forster C, Schriewer J, John S, et al: Low-flow CO2 removal integrated into a renal-replacement circuit can reduce acidosis and decrease vasopressor requirements. Crit Care 2013; 17:R154.

53 Quintard JM, Barbot O, Thevenot F, et al: Partial extracorporeal carbon dioxide removal using a standard continuous renal replacement therapy device. ASAIO J 2014;60:564–569.

54 Siddiqui MS, Stravitz RT: Intensive care unit management of patients with liver failure. Clin Liver Dis 2014;18:957–978.

55 Fagundes C, Ginès P: Hepatorenal syndrome: a severe, but treatable, cause of kidney failure in cirrhosis. Am J Kidney Dis 2012;59:874–885.

56 Naka T, Wan L, Bellomo R, et al: Kidney failure associated with liver transplantation or liver failure: the impact of continuous venovenous hemofiltration. Int J Artif Organs 2004;27:949–955.

57 Patel S, Wendon J: Regional citrate anticoagulation in patients with liver failure – time for a rethink? Crit Care 2012;16:153.

58 Leventhal TM, Liu KD: What a nephrologist needs to know about acute liver failure. Adv Chronic Kidney Dis 2015;22:376–381.

59 Larsen FS, Schmidt LE, Bernsmeier C, et al: High-volume plasma exchange in patients with acute liver failure: an open randomised controlled trial. J Hepatol 2015, Epub ahead of print.

60 Willars C: Update in intensive care medicine: acute liver failure. Initial management, supportive treatment and who to transplant. Curr Opin Crit Care 2014;20:202–209.

61 Saliba F, Camus C, Durand F, et al: Albumin dialysis with a noncell artificial liver support device in patients with acute liver failure: a randomized, controlled trial. Ann Intern Med 2013;159:522–531.

62 Palazzuoli A, Ruocco G, Ronco C, McCullough PA: Loop diuretics in acute heart failure: beyond the decongestive relief for the kidney. Crit Care 2015;19:296.

63 Nalesso F, Garzotto F, Ronco C: Technical aspects of extracorporeal ultrafiltration: Mechanisms, monitoring and dedicated technology. Contrib Nephrol 2010;164:199–208.

64 Ronco C, Haapio M, House AA, et al: Cardiorenal syndrome. J Am Coll Cardiol 2008; 52:1527–1539.

65 McMurray JJ, Adamopoulos S, Anker SD, et al: ESC Guidelines for the diagnosis and treatment of acute and chronic heart failure 2012: The Task Force for the Diagnosis and Treatment of Acute and Chronic Heart Failure 2012 of the European Society of Cardiology. Eur Heart J 2012;33:1787–1847.

66 Costanzo MR, Guglin ME, Saltzberg MT, et al: Ultrafiltration versus intravenous diuretics for patients hospitalized for acute decompensated heart failure. J Am Coll Cardiol 2007; 49:675–683.

67 Bart B, Goldsmith SR, Lee KL, et al: Ultrafiltration in decompensated heart failure with cardiorenal syndrome. N Engl J Med 2012; 367:2296–2304.

68 Marenzi G, Muratori M, Cosentino ER, et al:

Continuous ultrafiltration for congestive heart failure: The CUORE trial. J Card Fail 2014;20:9–17.

69　Krishnamoorthy A, Felker GM: Fluid removal in acute heart failure: diuretics versus devices. Curr Opin Crit Care 2014;20:478–483.

70　Goldsmith SR, Bart BA, Burnett J: Deconges-tive therapy and renal function in acute heart failure: time for a new approach? Circ Heart Fail 2014;7:531–535.

71　Lala A, McNulty SE, Mentz RJ, et al: Relief and recurrence of congestion during and after hospitalization for acute heart failure. Circ Heart Fail 2015;8:741–748.

Claudio Ronco

Department of Nephrology, Dialysis and Transplantation, San Bortolo Hospital

Viale Ferdinando Rodilfi, 37

IT-46100 Vicenza（Italy）

E-Mail cronco@goldnet.it